CONTRIBUTION A L'ETUDE

DE

LA CONSANGUINITÉ

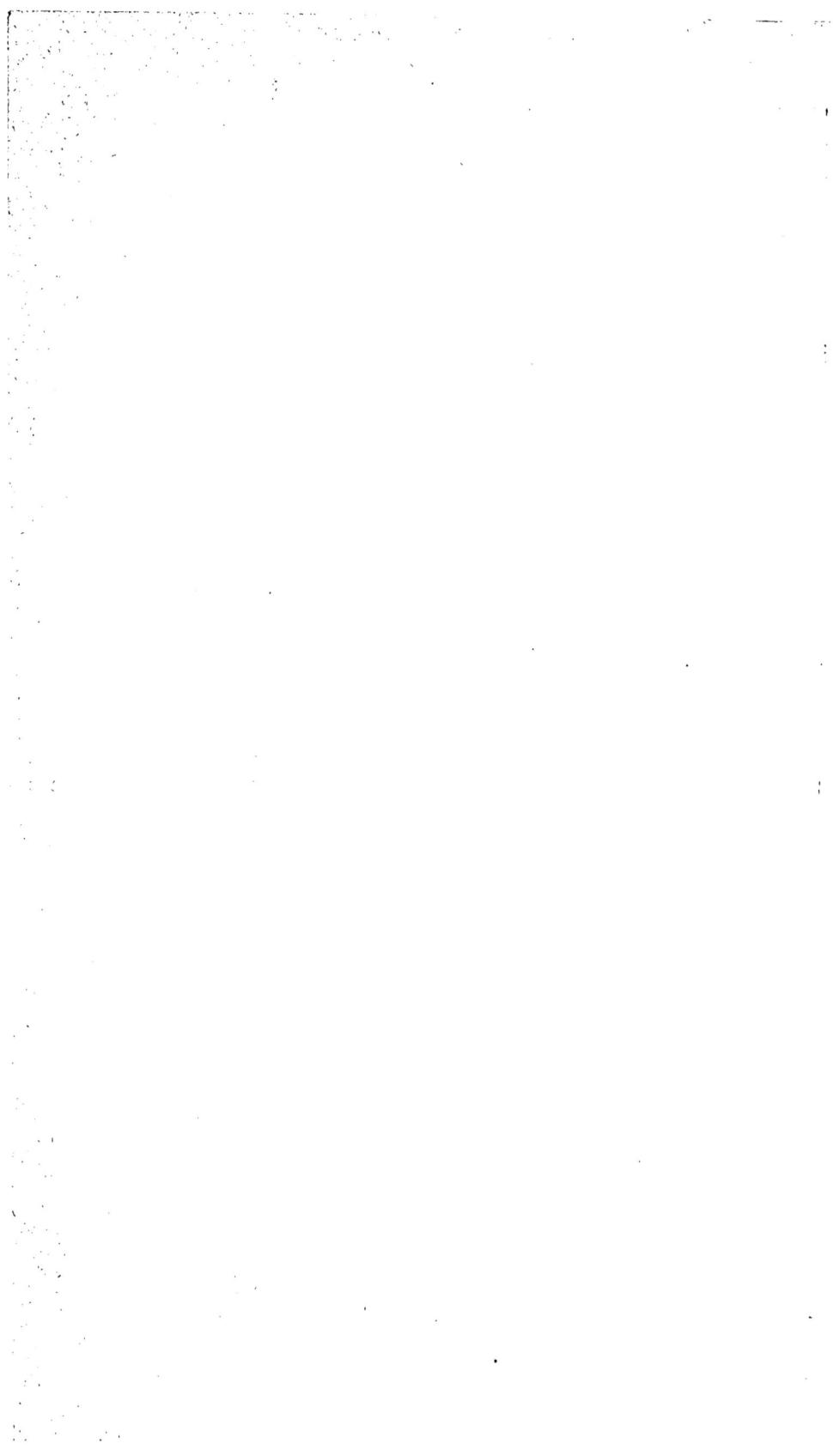

CONTRIBUTION A L'ÉTUDE

DE

LA CONSANGUINITÉ

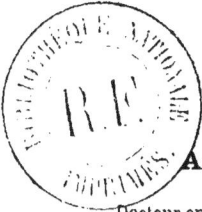

PAR

Adrien HÉLIOT,

Docteur en médecine de la Faculté de Paris.

PARIS

ADRIEN DELAHAYE, LIBRAIRE-ÉDITEUR

PLACE DE L'ÉCOLE-DE-MÉDECINE

1875

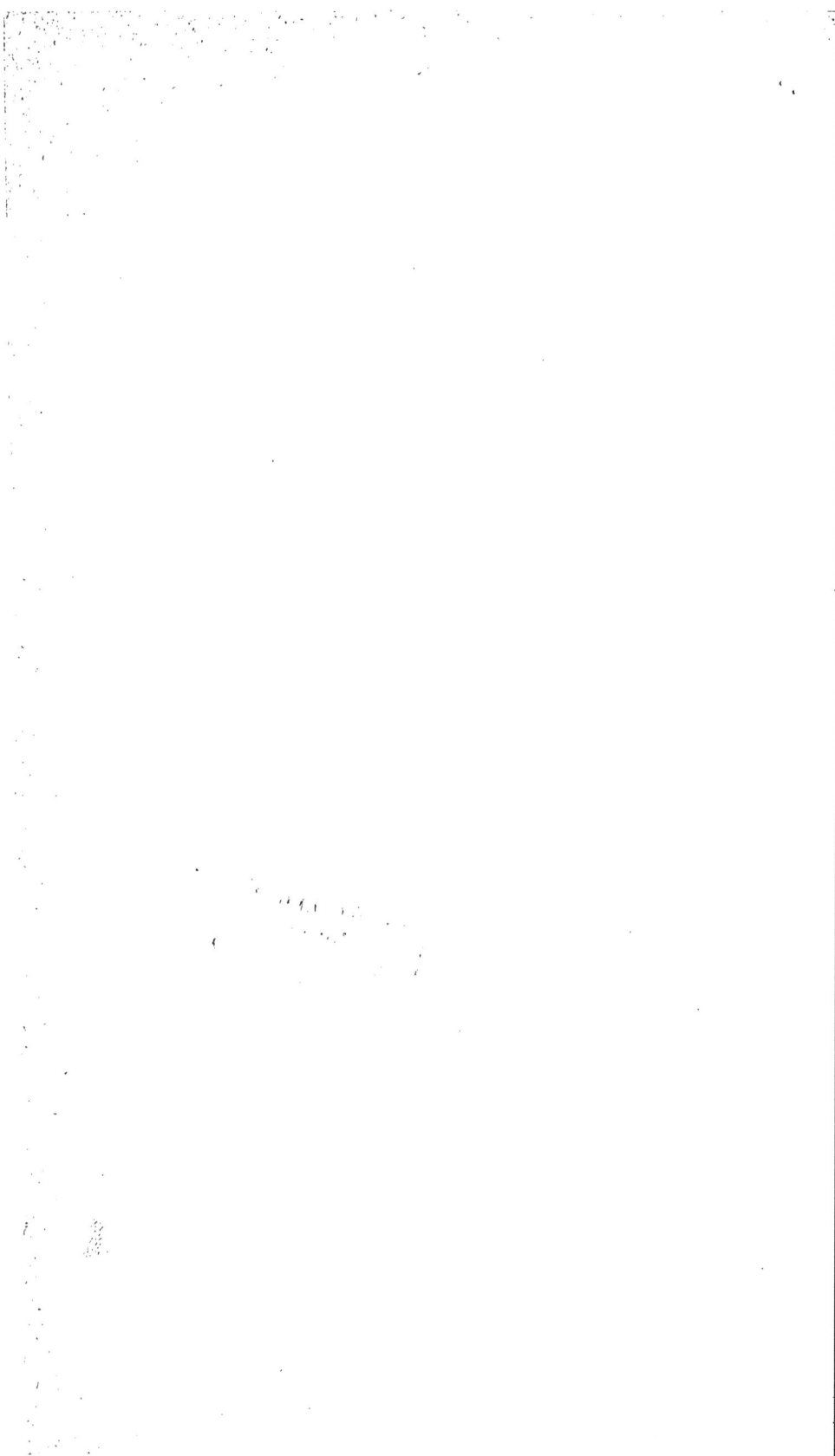

CONTRIBUTION A L'ÉTUDE

DE

LA CONSANGUINITÉ

J'aborde un sujet gros de controverses, sujet ardu et compliqué, qui a soulevé d'ardentes discussions, depuis que la science l'a tiré du domaine des croyances populaires : je veux parler de la consanguinité.

Malheureusement, pour s'être élevée au rang de question scientifique, l'étude de la consanguinité n'a pas fait beaucoup de progrès, et aujourd'hui encore nous voyons ceux qui s'en occupent partagés en deux camps bien distincts ; d'une par des hommes recommandables par leurs titres scientifiques se joignent à de nombreux praticiens éclairés pour condamner sans retour les mariages consanguins ; d'autre part, nous voyons d'autres savants nier formellement les dangers de ce genre d'union, allant même jusqu'à leur trouver des avantages, et, conséquence logique, à les conseiller.

Pour moi, fils de médecin, j'ai appris de bonne heure à me faire une opinion à cet égard. Au début de mes études médicales, il m'était parfaitement indifférent que la consanguinité fût dangereuse ou non ; je ne pouvais avoir la moindre idée préconçue sur la solution que devait recevoir cette grave question. Mais mon jugement, guidé dans ses premiers pas par l'expérience de mon premier maître en médecine, devait trouver une base naturelle dans les faits qu'offrait à mon observation la clientèle de mon père. Ces faits n'étaient pas de nature à incliner mon esprit vers une solution favorable aux mariages consanguins, et je puis dire que presque toutes les alliances entre proches parents que je connais ont eu des résultats fâcheux.

C'est donc à cette source que j'ai puisé les premiers éléments de mon opinion ; aussi, depuis longtemps, j'avais pensé que, quand serait venu le moment de payer mon tribut académique, ce serait pour moi la meilleure occasion d'affirmer cette opinion et de la défendre.

J'ajoute que l'étude que j'ai dû faire des documents accumulés sur ce sujet, si contradictoires qu'ils fussent, n'ont fait que me confirmer dans mes vues : ce que j'en rapporte, c'est le sentiment plus intime encore des périls de la consanguinité.

En présence d'un problème si difficile à élucider, on comprend que les partisans des deux opinions contraires aient cherché partout les éléments d'une solution raisonnable et scientifique chacun dans son sens. Aussi s'explique-t-on qu'ils aient tour à tour interrogé l'histoire des législations anciennes et l'étude des races humaines ; c'est ainsi qu'ils se sont encore adressés aux règnes animal et végétal qui pouvaient leur apporter le concours de l'expérimentation, et les arguments tirés de l'analogie. Beaucoup ont rapporté un grand nombre de faits particuliers et collectifs, quelques-uns ont eu recours à la statistique.

C'est donc à ces différents points de vue que, moi aussi, j'envisagerai la question, et qu'après avoir démontré par des considérations nombreuses toute l'importance du sujet, je chercherai des preuves favorables à mon opinion. Et, comme l'étude de plus en plus approfondie du sujet a donné successivement lieu à des interprétations différentes de faits admis généralement, je dirai quelle explication je puis en donner à mon tour. Après quoi, enfin, je tirerai quelques conclusions en ce qui concerne le rôle qu'ont à remplir le médecin et le législateur.

CHAPITRE PREMIER.

IMPORTANCE DU SUJET.

I. De pauvres petits êtres naissent sourds-muets ou idiots, hydrocéphales ou polydactyles ; d'où proviennent ces infirmités ? On interroge la santé des parents : tel est le premier moyen d'investigation qui se présente naturellement à l'esprit ; mais les grandes lois qui régissent l'hérédité se trouvent ici en défaut ; elles sont impuissantes à fournir l'explication qu'on leur demande. En dépit de l'ardeur que mettent quelques savants à soutenir que l'hérédité pure et simple conserve un rôle actif, si occulte qu'il soit, dans la production de ces infirmités, beaucoup d'esprits se refusent à admettre une influence qui devient insaisissable, et vont chercher ailleurs une explication qui les satisfasse mieux. Cette explication, ils la trouvent dans les alliances consanguines.

On n'a pas manqué de reprocher aux défenseurs de cette opinion de faire cause commune avec les préjugés populaires. Vous ne faites pas de la vraie science, nous dit-on ; vous sacrifiez les justes doctrines à des idées que la superstition seule peut justifier ; vous vous constituez à leur détriment les champions d'opinions erronées. A cela que répondre ?

Il est un premier argument auquel on accordera bien au moins quelque valeur : c'est la masse imposante des savants et surtout des praticiens qui reconnaissent la réalité du fait. Opposez-leur vos objections les moins accessibles à la critique ; appuyez-vous sur vos arguments les plus séduisants ; vous n'ébranlerez pas cette foi générale. Si le savoir des médecins et leur habitude d'observation les maintiennent quelquefois dans le doute, ceux pour qui la chose n'est pas évidente constituent l'exception. Révoquerez-vous en doute la valeur que peut avoir l'opinion d'un praticien de campagne, parce que les durs labeurs de sa clientèle l'ont tenu écarté des grandes questions scientifiques et des discussions auxquelles elles donnent lieu au sein des sociétés savantes ? Mais à celui-là vous ne sauriez au moins refuser les occasions d'observer sur un champ aussi étendu que celui où vous êtes placés, pas plus que la faculté de tirer des conclusions de ce qu'il a vu.

Ce qui fait, en effet, la force des adversaires des mariages consanguins, ce sont les faits innombrables qui sont venus de tout temps étayer leur croyance ; et, si chaque médecin dont l'attention a été attirée de ce côté avait publié le fruit de son observation, si on avait surtout attiré celle du corps médical tout entier, par des mesures administratives prises dès le début, nous verrions se dresser aujourd'hui contre la consanguinité un chiffre qui, pour n'être pas sorti d'une source officielle, n'en serait pas moins écrasant pour elle.

Entre la crédulité du vulgaire et le scepticisme de gens éclairés, il reste donc une bonne place pour l'esprit d'examen. Ce n'est pas notre faute si les données de la science tombent d'accord cette fois avec les opinions populaires, et ce n'est pas une raison pour épouser celle des gens qui croient devoir nier les dangers des unions consanguines.

II. Mais si tant d'esprits qu'on ne saurait taxer de crédulité excessive, s'inclinent devant les funestes effets de la consanguinité, ils ne font en cela que se rendre l'écho de la tradition. Quand on voit, en effet, une réprobation plusieurs fois séculaire s'attacher à ces sortes d'alliances, quand elle a été sanctionnée par l'institution de lois civiles et religieuses ; quand surtout l'expérience de tous les jours vient lui donner raison, on ne saurait en faire si facilement bon marché, et

ce serait agir bien à la légère que de condamner ce sentiment traditionnel, parce que la base sur laquelle il repose
peut n'être qu'une erreur. Pourquoi, je le demande, nos pères
ne nous auraient-ils pas appris que les mariages entre parents
donnent lieu à des produits aussi beaux ou plus beaux, s'ils
l'avaient observé ?

Je suis donc franchement de ceux qui acceptent dans cette
question les données de la tradition. Je pense, du reste, que
le rôle du siècle de progrès et de lumières où nous vivons
consiste bien moins à répudier sans examen tout ce qui
touche à la tradition, qu'à analyser ce qu'elle nous a transmis, en écartant d'abord ce qui est erroné, en soumettant
ensuite le reste au contrôle sévère de la science actuelle, et à
proclamer les vérités qui s'en dégagent.

III. L'émotion qu'a excitée la question de la consanguinité
a passé, dit-on, des corps savants jusqu'au sein des familles.
On a accusé les anticonsanguinistes d'assombrir le tableau,
de faire surgir les statistiques les plus effrayantes, et de jeter
ainsi le trouble dans les familles. Dans quelles familles, cette
émotion a-t-elle donc pu se manifester, si ce n'est dans les
familles consanguines ? Or, parmi celles-ci, je ne vois guère
que celles de quelques rares défenseurs des unions consanguines venant s'offrir eux-mêmes comme des preuves vivantes
de leur innocuité, qui aient pu se considérer comme atteints
par la discussion ; encore faudrait-il ajouter que la doctrine
qu'ils défendent devrait les mettre à leurs yeux naturellement
à couvert de ces inquiétudes.

Quant à l'immense majorité des familles où existe un degré de parenté quelconque entre les conjoints, elles sont parfaitement inconscientes des résultats bons ou mauvais que
peut entraîner la consanguinité, quel que soit le rang dans
lequel on les prenne : cela est un fait. Demandez à un homme
qui épouse ou a épousé sa cousine germaine, ce qu'il pense
des dangers qu'il fait courir à sa descendance : ou bien il

vous dira qu'il a entendu parler de l'influence fâcheuse des unions consanguines, sans pourtant s'en inquiéter plus, ou bien il ignorera absolument qu'il en ait jamais été question. Un fait au moins aussi remarquable, c'est que vous trouverez encore plus rarement une famille où la consanguinité ait exercé ses ravages, et dont les membres ne soient disposés à les attribuer à toute autre cause.

En admettant, enfin, la réalité de l'inconvénient de troubler les familles, de quel poids est-il, en présence des intérêts sociaux qui sont engagés dans la solution de ce problème ? Parce qu'en agitant cette grave question on peut contrarier les projets d'une famille, faudrait-il reculer devant la nécessité d'éclairer la société entière sur les risques qu'elle court en s'abandonnant à une pratique que les gens les plus autorisés condamnent ? Que ceux qui veulent exonérer la consanguinité des reproches qu'on lui adresse restent libres de se marier avec leur cousine ou leur nièce, mais qu'ils ne mettent pas obstacle aux recherches auxquelles la science a le droit et le devoir de se livrer.

Je maintiens que la crainte de troubler le repos des familles est illusoire ; je maintiens que ceux qui contractent ce genre d'alliances, se montrant disposés à encourir la responsabilité de leurs actes, soit qu'ils n'en craignent point les conséquences funestes, soit qu'ils se laissent guider par d'autres considérations que les véritables intérêts de la famille, ne sauraient entraver les investigations de la science.

IV. Ceci m'amène à dire incidemment un mot des causes auxquelles on attribue les alliances entre parents.

Plusieurs des auteurs qui ont traité le sujet avant moi, M. Chazarain surtout dans sa thèse, ont signalé des causes multiples ; ce sont tantôt des considérations où les sentiments les plus louables jouent le plus grand rôle, tel qu'un oncle épousant sa nièce pour la faire profiter d'une succes-

sion dont elle avait été frustrée; un cousin épousant sa cousine, parce que la fréquence, l'ancienneté et l'intimité de
leurs relations l'ont mis à même d'apprécier chez elle l'existence de qualités domestiques qu'il n'est pas sûr de rencontrer chez une étrangère; une jeune fille, enfin, épousant son
parent, parce que sa position de fortune lui créera un sérieux
obstacle à son établissement.

On a encore attribué la fréquence des mariages consanguins au relâchement de la discipline ecclésiastique; je dirai
plus loin ce qu'il faut en penser.

Mais les trois principales causes qui sont incontestablement les plus fréquentes, ce sont : 1° les difficultés de communication ; 2° les sentiments qui guident les familles d'origine nobiliaire; 3° dans tous les rangs de la société, les
considérations de fortune.

La première de ces causes a disparu en partie aujourd'hui,
et la construction des chemins vicinaux qui, depuis vingt-
cinq ans, tend à réunir entre elles les plus petites communes
de France n'a pas peu contribué à ce résultat. Pourtant certaines régions par leur situation topographique sont forcé-
ment demeurées dans les mêmes conditions défavorables :
telles sont, entre autres, les Alpes, les Pyrénées et la Corse
en France, puis la Suisse et l'Ecosse.

Aussi, est-ce dans ces pays que, d'après la remarque de
Boudin, Mitchell et d'autres auteurs, on a constaté le plus
d'infirmités et de maladies attribuables à la consanguinité.
C'est ainsi que, pour la surdi-mutité, Boudin est arrivé à établir, sur mille individus, la proportion croissante de deux à
Paris, quatorze en Corse, vingt-trois dans les Hautes-Alpes,
et vingt-huit dans le canton de Berne.

Quant aux familles nobles, la plupart tiennent à honneur
aujourd'hui encore de maintenir leur nom au rang qu'il occupe depuis des siècles; beaucoup n'ayant guère que leur

nom, au lieu de se mésallier, préfèrent le laisser éteindre ou s'unir à un membre de leur famille.

Mais l'influence qui me paraît s'exercer sur une plus grande échelle, c'est le désir d'accumuler la fortune, et de l'empêcher de sortir de la famille ; c'est celle que j'ai été personnellement à même de constater le plus souvent et que constateront ceux qui observeront dans les campagnes.

De toutes ces causes, il se trouve donc malheureusement que c'est la moins respectable qui joue le principal rôle.

V. Avant d'aller plus loin, je tiens à donner une définition du mot consanguinité, et à en établir nettement les limites ; c'est faute de l'avoir fait qu'on a jeté de la confusion dans une question déjà si complexe. Le *Nouveau dictionnaire de médecine et de chirurgie pratiques* place avec raison les limites véritables de la famille après le sixième degré, qui est le degré correspondant aux cousins issus de germains ; mais, contrairement à ce qu'il avance, la loi religieuse étend ses prohibitions jusqu'à des degrés plus éloignés, tandis que la loi civile ne défend que l'union avec le père ou la mère, le frère ou la sœur, l'oncle ou la tante, le neveu ou la nièce, et entre beaux-frères et belles-sœurs.

Dans les petits villages, la majeure partie des habitants se traitent de cousins ; il va sans dire que pour nous ces individus sont absolument étrangers l'un à l'autre, quant au point de vue qui nous occupe.

Il importe donc de ne qualifier de mariages consanguins que l'union entre oncle et nièce, ou tante et neveu : consanguinité avunculaire, et l'union entre cousins germains ou cousins issus de germain : consanguinité consobrinale ; tel sera le sens que, dans le cours de ce travail, j'attacherai au mot consanguinité.

Me plaçant, non plus au point de vue de la loi, mais au

point de vue essentiellement scientifique, j'y rattacherai également l'inceste où se retrouvent nécessairement les mêmes conditions que dans les unions consanguines ordinaires.

En n'étendant pas les limites de la consanguinité au delà du sixième degré, je ne veux pas dire pourtant que l'influence de la consanguinité soit complètement éteinte; ce que je tiens à établir, c'est que cette influence va en décroissant à mesure que les liens de parenté deviennent moins étroits, jusqu'au point où la consanguinité perd tout à fait ses droits. Le sang primitif se trouve alors comme dilué et réduit à des proportions telles qu'il finit par n'exister qu'en quantité inappréciable.

Par une extension abusive, on n'a pas seulement appliqué le mot consanguinité aux familles, mais on l'a encore appliqué aux races; on a comparé à l'individu qui épouse sa parente le peuple où les alliances ne se font qu'entre sujets de même race, tel que le peuple juif, par exemple; mais autre chose est un peuple qui puise en lui-même les éléments de sa reproduction, autre chose est la fixité d'une famille dans son propre sang; l'un peut être très-favorable à la conservation de la pureté organique et typique de la race, tandis que l'autre peut entraîner des conséquences déplorables pour la famille.

On a encore distingué la *consanguinité saine* et la *consanguinité morbide*; nous verrons plus loin comment on doit interpréter ces expressions; nous verrons si elles correspondent à quelque chose de réel, et quelle valeur il convient de leur accorder.

Il n'y a donc de consanguinité que les mariages entre « *proches* » parents, et toutes les fois que les limites que j'ai indiquées seront dépassées, on ne sera plus en droit de la faire intervenir dans l'interprétation de faits qui paraîtraient favorables ou défavorables à l'une des deux doctrines.

VI. La liste est longue des maladies et des infirmités qui peuvent être attribuées aux mariages entre consanguins, et c'est ce qui explique jusqu'à un certain point le reproche qu'on leur a adressé d'embrasser à peu près toute la pathologie chronique. En dépit de l'auteur de l'article *Consanguinité* dans le *Dictionnaire de médecine et de chirurgie pratiques*, lequel s'étonne ironiquement qu'un seul enfant échappe à cette influence délétère, il faut bien reconnaître qu'elle affecte de nombreuses formes. On a noté la surdi-mutité, l'épilepsie, l'idiotie, le crétinisme, l'aliénation mentale, l'hydrocéphalie, la scrofule, la stérilité soit chez les parents, soit chez les enfants, les avortements, la mort en bas âge, l'albinisme, la rétinite pigmentaire, les pieds bots, les becs-de-lièvres, la polydactylie, la syndactylie, l'hypospadias, les hernies congénitales, la monorchidie. Ces différentes défectuosités organiques ou fonctionnelles constituent presque toutes un arrêt de développement portant tantôt — et c'est le plus fréquent — sur le système nerveux, tantôt sur d'autres tissus. Qu'y a-t-il d'étonnant, au surplus, dans cette effrayante quantité d'infirmités produites par la consanguinité? De l'aveu presque général, et quelle que soit la façon dont on l'interprète, elle entraîne une déchéance organique manifeste ; cette cause générale ne peut-elle se traduire de différentes manières? Il est même à remarquer que la consanguinité entraîne souvent des conséquences qui ne sont plus de véritables dangers, mais de simples inconvénients, tels que faiblesse de constitution native, polysarcie, etc., etc.

Parmi ces infirmités, il en est qui sont incomparablement plus fréquentes que les autres ; de ce nombre sont la surdi-mutité, l'idiotie, l'aliénation mentale, la mort en bas âge, et, parmi les lésions organiques, les pieds bots, la polydactylie ; c'est ce qui résulte des travaux faits sur cette matière.

De tout ce qui précède ressort l'importance de cette question ; elle est vaste dans ses conséquences immédiates avec les grands sujets qui touchent au mariage, aux maladies héréditaires, au croisement des races ; elle se rattache aussi bien à l'hygiène, à la physiologie et à la pathologie générale, qu'à l'anthropologie et à la zootechnie. Mais ce n'est pas seulement au point de vue scientifique qu'elle est importante, et il n'en existe peut-être point qui touche de plus près aux intérêts de la famille et de la société. Le publiciste et le philosophe y sont aussi intéressés que le médecin et le père de famille. Les économistes s'en sont inquiétés, et, sur la proposition de M. Legoyt, chef de la division de la statistique de France, M. Béhic, alors ministre de l'agriculture et des travaux publics, a adressé aux préfets, le 23 novembre 1863, une circulaire qui, relatant l'importance donnée par les corps savants à l'influence des mariages consanguins sur l'aptitude physique des générations qui en sont issues, invite les maires à s'assurer par une interpellation directe aux futurs époux s'ils sont ou non parents aux degrés de cousins germains, et même de cousins issus de germains.

VII. Bien que ce dogme fût depuis bien longtemps accepté par la majeure partie des praticiens, il n'y a guère qu'une quinzaine d'années qu'il a été soumis à la discussion ; à dater de cette époque, la question des mariages consanguins était devenue à l'ordre du jour, en France comme en Amérique, en Angleterre comme en Allemagne. Mais avant que la discussion s'engageât sur ce sujet, beaucoup d'auteurs tombaient d'accord pour blâmer d'une façon générale les alliances consanguines.

Déjà Buffon, se plaçant au point de vue de la zootechnie, avait condamné les accouplements consanguins parmi les animaux.

« D'après une règle commune à presque toutes les populations policées, dit Troplong, la famille ne doit pas trouver dans son propre sein les éléments d'une famille nouvelle.

Le sang a horreur de lui-même dans le rapport des sexes. C'est par un sang étranger qu'il veut se perpétuer. »

Fodéré s'élevait contre les unions consanguines, à propos des familles habitant les vallées basses des Alpes et chez lesquelles la répétition continuelle des mêmes germes a altéré la race.

Spurzheim disait dans son *Essai sur les principes élémentaires de l'éducation*, que la dégénération des hommes se manifeste bientôt dans les familles qui se marient entre elles.

« L'alliance entre proches parents, dit Burdach, est contraire à la nature ; il faut que ce qui est séparé se réunisse, et il n'y a qu'une telle réunion qui rende possible un amour chaud et une progéniture vigoureuse. »

Pour Esquirol, « le nombre des affections mentales est remarquable en Angleterre, surtout parmi les catholiques qui s'allient presque toujours entre eux. On peut en dire autant des grands seigneurs en France, qui sont presque. tous parents. »

Ellis dit : « Les mariages entre consanguins produisent des enfants prédisposés à la folie. Pourquoi en est-il ainsi ? Je ne prétends pas l'expliquer, mais je ne doute pas du fait, non-seulement d'après mes propres observations, mais aussi particulièrement d'après le Dr Spurzheim et autres qui ont fixé leur attention sur ce point. Ce fait du reste ne saurait être trop généralement connu, et l'on ne saurait trop en prévenir les résultats. »

« Le mariage entre consanguins, dit Ménière, qui a été pendant longtemps médecin de l'institution des sourds-muets de Paris, ne se rencontre jamais plus fréquemment que dans les localités où naissent des sourds-muets en plus grand nombre. Le mariage entre parents est une cause de détérioration de l'espèce, cela est certain. »

Prosper Lucas, dans son remarquable traité de l'hérédité, prête l'autorité de son opinion à cette question pour condamner les mariages consanguins : « ..... A la première et même parfois à la deuxième génération, la consanguinité peut ne déterminer aucun effet fâcheux ; mais l'expérience prouve d'une manière péremptoire que, dès qu'elle se prolonge au delà de cette limite, même dans le cas très-rare où elle n'entraîne alors le développement d'aucun mal héréditaire, elle cause cependant l'abâtardissement de l'espèce et de la race, la duplication et le redoublement de toutes les infirmités, de tous les vices, de toutes les prédispositions fâcheuses du corps et de l'âme, l'hébétude de toutes les facultés mentales, l'abrutissement, la folie, l'impuissance, la mort de plus en plus rapprochée de la naissance chez les produits. Les hommes, les animaux, les végétaux eux-mêmes, dans ces conditions, en ressentent les mêmes effets. »

Voici ce que dit Becquerel dans son traité d'hygiène : «On sait que les familles qui s'unissent entre elles ne tardent pas à dégénérer et à s'abatardir. Les mariages des proches parents entre eux ont également ce résultat. Il faut donc donner le conseil de les éviter autant que possible. »

M. Rilliet, de Genève, observateur très-consciencieux, fait dériver des mariages consanguins : 1° l'absence de conception ; 2° le retard de la conception ; 3° la conception imparfaite (fausses couches) ; 4° les produits incomplets (monstruosités) ; 5° les produits dont la constitution physique et morale est imparfaite ; 6° les produits plus spécialement exposés aux maladies du système nerveux, et, par ordre de fréquence : l'épilepsie, l'imbécillité ou l'idiotie, la surdi-mutité, la paralysie, des maladies cérébrales diverses ; 7° des produits lymphatiques et prédisposés aux maladies qui relèvent de la diathèse scrofulo-tuberculeuse ; 8° des produits qui meurent en bas âge et dans une proportion plus forte que les enfants nés sous d'autres conditions ; 9° des produits qui, s'ils franchissent la première enfance, sont moins aptes que d'autres à résister à la maladie et à la mort.

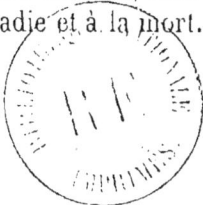

Héliot.   2

Pour Lallemand, rien n'est plus favorable au perfectionnement des populations que leur croisement.

Benoiston de Châteauneuf, dans ses belles recherches sur les causes de dépérissement des familles nobles en France, « ne sait comment se rendre compte de l'effrayante mortalité des enfants nobles en bas âge. »

M. Magne, directeur de l'École vétérinaire d'Alfort, a écrit dans un mémoire présenté à l'Académie de médecine en 1863 : « La consanguinité propage les maladies en les aggravant, si elle ne les produit pas ; le croisement des familles offre une sécurité que les hommes soucieux du bonheur de leurs enfants et de leur intérêt ne doivent pas négliger. »

Le professeur Fonssagrives, de Montpellier, s'est toujours montré dans ses leçons orales le défenseur de cette doctrine.

En Allemagne, elle a trouvé des partisans, et voici ce que dit Niemeyer dans son traité de pathologie interne : « La scrofulose est peut-être aussi souvent congénitale qu'acquise. La scrofulose congénitale se rencontre surtout chez des enfants nés de parents scrofuleux..... Par contre, nous sommes dépourvus de toute notion même imparfaite sur la raison du fait que la scrofulose congénitale *se rencontre très-souvent aussi chez les enfants dont les parents étaient liés par un proche degré de consanguinité.* Nous devons du reste ajouter à ce qui vient d'être dit, que les enfants des parents scrofuleux, malingres, faibles, et les enfants issus de mariages entre consanguins, sont loin d'être tous atteints de scrofulose congénitale, qu'au contraire, un nombre assez considérable de pareils enfants restent sains et n'apportent au monde aucune prédisposition morbide, et d'un autre côté, qu'assez souvent la scrofulose congénitale atteint les enfants dont les parents ne sont placés dans aucune des conditions que nous venons de signaler. »

Dans sa thèse pour le concours d'agrégation, M. Luys dit

que l'influence des mariages consanguins est la source d'une multitude d'infirmités. Dans certaines localités où les habitants ont depuis longtemps continué de se marier entre eux, la proportion des aliénés est plus forte que dans les contrées voisines.

M. Lannelongue, professeur agrégé de la Faculté de médecine de Paris, m'a personnellement exprimé son opinion formelle à cet égard, et déclare que l'influence de la consanguinité est incontestable sur la production des pieds bots congénitaux. Voici d'ailleurs ce qu'on lit à l'article *Etiologie* des pieds bots, dans sa thèse d'agrégation : « ..... Il y a un pied bot sur 1,903 naissances. Ce résultat s'accorde assez bien avec celui que nous a transmis Chaussier. De plus, en mettant en parallèle les vices de conformation congénitaux qui se rencontrent le plus fréquemment, on remarque qu'immédiatement après la hernie ombilicale et l'hypospadias, on peut placer au même rang le pied bot et le bec-de-lièvre. Si de ce rapport de 1 à 1,903 on rapproche celui donné par Boudin (1 à 16,4) dans les cas de mariages consanguins, on est frappé de la prédominance des pieds bots chez les enfants issus d'unions consanguines (23 fois plus que chez les autres). Il est nécessaire néanmoins de remarquer que cette dernière statistique n'est basée que sur un petit nombre de faits. L'influence de la consanguinité est donc établie par ce rapport, et Devay le reconnaît aussi. Cette difformité, dit-il en parlant des pieds bots, est très-commune dans les familles où l'habitude des mariages consanguins existe depuis longtemps. »

Tels sont, en partie au moins, les auteurs qui, sans s'adonner spécialement à l'étude de cette grande question, ont formulé leur façon de penser à l'égard de ce genre d'unions. On leur a bien fait le reproche de n'apporter que des assertions, de ne citer aucun fait qui pût leur servir de base. Mais refusera-t-on toute valeur à l'affirmation d'hommes aussi considérables que ceux que je viens de citer, parce qu'ils n'arrivent point nantis d'un volumineux dossier de faits soigneusement compulsés? Certes, je suis, comme on le verra plus loin, un des premiers à reconnaître la supériorité des faits dans la solution de ce problème ; mais admettra-t-on que tant de savants aient été victimes d'illusions et de simples vues de l'esprit? Où ont-ils, en définitive, puisé les éléments de leur conviction, si ce n'est dans l'observation journalière de faits qui, pour n'avoir point été relevés et consignés par eux dans leurs travaux, n'en ont pas moins frappé leur esprit, et dont leurs simples assertions ne sont en quelque sorte que la résultante ?

Parlons maintenant des auteurs qui ont soutenu leur opinion par des faits.

Devay, professeur éminent à l'École de médecine de Lyon, est un de ceux qui ont le plus contribué, par les travaux qu'ils ont publiés, à jeter de la lumière sur ce sujet. Critique distingué, il fut le premier à apporter des faits tendant à condamner les alliances consanguines.

Après lui vint Boudin, médecin en chef de l'hôpital militaire de Vincennes. Armé de statistiques bien faites, Boudin est venu, dans les travaux qu'il a publiés et les communications qu'il a faites à diverses sociétés savantes, battre en brèche avec une logique et un talent remarquables, les doctrines des consanguinistes ; il a traité le sujet d'une façon si complète qu'il n'a laissé que peu à glaner derrière lui.

Mitchell, inspecteur des asiles d'aliénés en Ecosse, a écrit sur la consanguinité un mémoire appuyé sur des observations nombreuses, et qui mérite une sérieuse attention. Outre le caractère laborieux des recherches qui lui servent de base, il respire au plus haut degré cette bonne foi et ce désintéressement scientifique qui préviennent favorablement le lecteur. Les documents qu'il a apportés empruntent surtout une valeur considérable à ses fonctions officielles. Voici en quels termes il résume ses recherches :

« 1° La consanguinité est préjudiciable à la descendance. Cette influence nuisible revêt des formes très-variées. Elle peut s'accuser par une moindre viabilité, par une débilité de constitution qui dispose aux scrofules pendant l'enfance ; par des malformations ou infirmités, par des mutilations ou imperfections sensorielles, spécialement du côté de la vue et de l'ouïe ; par des maladies du système nerveux, épilepsie, chorée, paralysie, imbécillité, idiotie, folie, et c'est le cas le plus fréquent ; par la stérilité ou une moindre fécondité, bien que cette conséquence de la consanguinité ait été exagérée.

2° Quand la consanguinité épargne les enfants, elle peut faire sentir son influence sur les petits enfants, de sorte que des mariages entre proches peuvent déposer dans leur descendance directe des germes morbides qui restent en puissance chez eux pour se manifester dans la deuxième génération.

3° On trouve beaucoup de cas isolés et même des séries de cas dans lesquels la consanguinité a été inoffensive, et ils se constatent au milieu de toutes les circonstances les plus défavorables.

4° Eu égard aux troubles de l'intelligence, les mariages consanguins ont plus d'influence sur la production de l'idiotie et de l'imbécillité que sur celles des maladies mentales acquises et développées à un certain âge.

5° La proportion des idiots en Ecosse est certainement accrue par la fréquence des mariages consanguins, quoique ceux-ci ne soient pas aussi communs qu'on le pense généralement. »

En 1863, M. le Dr Guipon a communiqué à l'Académie de médecine un mémoire sur les effets de la consanguinité, de la syphilis et de l'alcoolisme combinés et observés dans une même famille. Les faits exposés par l'auteur et très-soi-

gneusement observés par lui, l'ont conduit à des conclusions qu'il résume dans les termes suivants :

« 1° La consanguinité exerce une influence déprimante sur
la force vitale, et notamment sur un de ses principaux at-
tributs : la puissance de reproduction ou de continuation de
l'espèce.

2° Si la stérilité ne s'observe pas chez les consanguins,
elle se constate du moins sur leur progéniture.

3° La consanguinité porte atteinte aux fonctions de relation
et aux organes des sens eux-mêmes, comme l'ouïe, la parole
et la vue.

4° Aidée de causes plus ou moins analogues dans leurs
effets, telles que la syphilis et l'alcoolisme, elle peut produire
des troubles profonds de l'innervation, de la vitalité, comme
la paralysie et la gangrène spontanée.

5° L'intelligence elle-même peut participer à cette dégénérescence, et l'imbécillité ou un certain degré d'idiotie en résulter.

6° Une seule fonction, une seule faculté semble être accrue,
c'est le sens génital, précisément celui dont le but final, la
procréation, est le plus compromis. »

M. Peter, professeur agrégé à la Faculté de médecine de
Paris, disait en 1867 à la Société de médecine : « Ce que
l'analogie et l'induction permettaient d'induire, l'observation
l'a tristement et surabondamment démontré, les unions
consanguines entraînent, le plus souvent, la dégénérescence
du produit. »

En cela, M. Peter ne faisait que reproduire l'opinion que
professait son illustre maître, Trousseau. Trousseau, qu'ont
surtout illustré son coup d'œil et son jugement de maître,
croyait fermement à ce qu'aujourd'hui quelques hommes
qualifient gratuitement de fable et de légende. Ce qu'il pen-
sait des mariages consanguins, ses *Cliniques de l'Hôtel-Dieu*
vont nous l'apprendre.

« A la question de la transmission héréditaire des maladies, s'en rattache une autre qui, préoccupant à bon droit les esprits sérieux, est aujourd'hui plus que jamais à l'ordre du jour ; je veux parler des *funestes influences des unions consanquines sur la propagation de l'espèce*. Il importe d'autant plus d'en dire ici quelques mots, que ces influences jouent un certain rôle dans l'histoire de l'épilepsie.

«Vous n'êtes sans doute pas, dit Trousseau à son auditoire, sans connaître quelques-uns des curieux et intéressants résultats fournis par les recherches statistiques faites en Amérique, en Allemagne et en France. De ces recherches, de celles en particulier que mon savant confrère, le Dr Bou · din, a consignées, il ressort que les alliances consanguines peuvent avoir pour conséquence : soit l'*infécondité absolue*, ces mariages restant stériles, soit la *fréquence plus grande des avortements*, soit de donner naissance à des enfants qui meurent en bas-âge dans une proportion plus forte que ceux nés dans d'autres conditions, ou qui, s'ils franchissent la première période de la vie, sont moins aptes à résister à la maladie ; soit de procréer des individus affectés de dégénérescence, d'infirmités physiques ou intellectuelles.

« Ce sont des *monstruosités* telles que la polydactylie, les pina bifida, le pied bot, le bec-de-lièvre, monstruosités dont M. le Dr Devay a rapporté des faits, en signalant encore le retard dans la dentition, comme une des conséquences de la même cause.

« C'est l'*albinisme* que chez les animaux on crée presque à volonté par les unions successives entre proches parents, et cette singulière dégénérescence chez l'homme, où l'on en trouve d'assez nombreux exemples, ne reconnaîtrait peut-être pas d'autre origine que celle que nous indiquons.

« Ce sont des maladies de l'*appareil de la vision*, consistant en des troubles bizarres de la vue, tantôt en la cécité complète, ou en cette affection décrite sous le nom de rétinite pigmenteuse, caractérisée pendant l'enfance par un affaiblissement de la vue au crépuscule, et par le resserrement du champ visuel à une faible lumière, plus tard, à l'âge de trente ou quarante ans, par l'abolition de la vision, en ce sens que les malades ne peuvent plus se conduire seuls, bien que parfois ils réussissent à déchiffrer les plus fins caractères dans une étendue très-minime du champ visuel. L'ophthalmoscope révèle l'existence d'altérations graves de la choroïde et du nerf optique ; la rétine, plus ou moins atrophiée, est recouverte de taches noires de pigment qui s'unissent pour former un réseau.

« Mais de toutes ces funestes conséqueues des unions consanguines, la plus fréquente est sans contredit la surdi-mutité.

« ..... Pour en finir avec cette digression à laquelle je me laisse aller sans regret, personne n'a prétendu que les alliances entre parents eussent nécessairement, fatalement, des suites fâcheuses. Ce que l'on a cherché à établir, ce que démontre d'une manière incontestable l'observation médicale, d'accord en cela avec celle des législateurs qui, dans un grand nombre de pays se sont, pour cette raison, opposés à ces sortes d'alliances, c'est que la proportion des accidents que nous avons indiqués est relativement beaucoup plus forte chez les individus issus de mariages consanguins que chez ceux nés de mariages mixtes; c'est que, en définitive, et cela aussi bien chez l'homme que chez les animaux sur lesquels l'expérimentation peut être faite et a été faite sur une grande échelle, ces mariages entre parents compromettent l'espèce.

« Relativement au sujet qui nous occupe aujourd'hui, les influences fâcheuses des alliances consanguines se traduisent souvent par des affections mentales. C'est là un fait signalé par Esquirol, et après lui par tous les aliénistes, que l'idiotisme et l'aliénation mentale étaient, dans un grand nombre de cas, la conséquence de mariages entre proches parents. Il en est de même de l'épilepsie.

« Entre autres exemples : j'étais mandé naguère dans une famille napolitaine. L'oncle avait épousé sa nièce, il n'y avait dans la famille aucun antécédent fâcheux. Sur quatre enfants, la fille aînée est de nature fort bizarre, le second fils est épileptique ; le troisième enfant est très-sensé, le quatrième est idiot et épileptique.

« Je suis lié d'amitié avec une autre famille dont l'un des chefs a épousé sa nièce. De cette union sont issus quatre enfants ; l'un a été pris à sa naissance de convulsions éclamptiques graves, un autre fils est idiot et épileptique.

« Dernièrement encore, je voyais avec MM. les Drs Moynier un jeune garçon épileptique né de cousins germains, et à quelque temps de là, j'avais occasion d'observer deux faits analogues, l'un chez un jeune homme de 32 ans, l'autre chez un enfant idiot et épileptique.

« Maintenant que je m'enquiers avec soin chez mes malades de ce qui a rapport à la consanguinité, alors que j'ai affaire à des sourds-muets, à des idiots, à des épileptiques, je ne saurais vous dire combien cette influence me paraît active dans l'étiologie de ces affections. »

Le témoignage d'un homme qui s'est montré, dans tout ce qui touchait son art, si profond observateur, m'était trop précieux pour que je ne le rapportasse point ici en entier.

M. Falret, médecin de l'hospice de Bicêtre, a, dans les *Archives générales de médecine*, résumé dans des considérations fort bien conçues, l'état de la question ; il a établi que le fait des dangers de la consanguinité est presque unanimement accepté, et qu'il n'y a plus guère de divergence que sur les différentes interprétations qu'on leur a appliquées.

La doctrine soutenue par tant d'hommes distingués ne devait guère trouver de sérieux adversaires que dans la So-

ciété d'anthropologie. A peine en effet cette Société venait-
elle de se fonder (1859), que la consanguinité y défrayait
déjà la discussion, et je dois dire que c'est surtout au sein de
cette société savante que prit naissance l'ardeur avec laquelle
partisans et adversaires devaient soutenir leur cause.

M. Chazarain, professeur à l'Institution des sourds-muets
de Bordeaux, venait, dans une thèse présentée à la Faculté
de Montpellier, d'attaquer avec talent les mariages consanguins, et y apportait des observations très-concluantes.

Peu de temps après, M. Bourgeois, dans sa thèse, la première qui ait été soutenue sur ce sujet devant la Faculté de
Paris, venait défendre l'opinion contraire, en présentant sa
propre famille comme un exemple de la parfaite innocuité
de ces mariages. Trois fois seulement, depuis cette époque,
la question des mariages consanguins a été abordée devant la
Faculté de Paris; à chaque fois ce fut la doctrine des dangers qu'ils entraînent qui trouva des défenseurs : ce sont
MM. Chipault, qui a fait sur ce sujet, en 1863, un travail
étendu, Sicaud, en 1865, et Davila, en 1869. Mais aujour-
d'hui, on peut dire que le débat, il y a dix ans encore si
bruyant, s'est assoupi tout d'un coup et de la façon la plus
inattendue.

Malgré le cortége imposant des savants qui sont venus
prêter à cette doctrine l'appui de leur érudition et de leur
expérience, des esprits sceptiques se rencontrent encore qui
refusent de se rendre à l'évidence: pour eux, avant d'abor-
der les théories pouvant expliquer des faits qui s'imposent
pourtant d'une manière si éloquente, il reste toujours à établir la réalité de ces faits: les chapitres qui vont suivre au-
ront pour but d'énoncer les éléments à l'aide desquels la
lumière peut se faire.

CHAPITRE II

Quel a été le mobile du législateur quand il a défendu les mariages consanguins ? Les uns disent qu'il a été inspiré par des considérations d'ordre purement matériel et hygiénique ; les autres, que des raisons d'ordre public et de haute morale lui ont seules dicté ces lois restrictives.

Tout d'abord, j'écarte l'assertion de ceux qui craignent de mêler aux questions scientifiques des considérations morales, religieuses ou politiques, sous le fallacieux prétexte qu'elles ne peuvent que les passionner et les obscurcir : de quelque côté que la lumière nous vienne, nous devons l'accepter, dut-elle renverser les idées le plus en faveur dans notre esprit. Pour ma part, je n'hésite pas à me ranger à l'avis de ceux qui trouvent, dans ces prohibitions, un argument sérieux contre les mariages consanguins ; dans les ouvrages de médecine anciens comme dans beaucoup de travaux modernes, ils sont condamnés au nom de l'hygiène. En vain objecterait-on que certains peuples ont permis le mariage, même entre frère et sœur : ce n'est certes pas là une raison pour dire qu'ils n'ont pas vu de danger dans les mariages entre parents, au point de vue hygiénique, mais de penser au contraire que, quand un peuple a des mœurs assez barbares pour autoriser de pareils outrages à la morale, il peut bien passer outre aux préceptes les plus élémentaires de l'hygiène.

Chez toutes les nations, le législateur avait toujours trouvé, dans la religion du pays, un ferme soutien à l'application de cette loi ; aujourd'hui les lois religieuses seules s'opposent à ces unions. Les détracteurs n'ont pas manqué à ces principes dans lesquels l'Eglise est toujours restée, et on n'a pas oublié de faire ressortir le désaccord qu'il y a entre cette doctrine et la Genèse. Pourquoi défend-on aujourd'hui ce que le Créateur a permis aux enfants d'Adam? Telle est l'objection qui paraît devoir être le triomphe des consanguinistes, mais qui, réellement, est singulièrement hasardée; pour moi elle ne soutient pas l'examen. Comment, en effet, voudrait-on comparer les lois, aussi bien de l'ordre purement matériel et hygiénique que de l'ordre social qui régissaient l'homme aux premiers temps de la création, aux lois de notre siècle? Pourquoi ne vous étonneriez-vous pas aussi qu'aujourd'hui l'homme ne pût, comme à l'origine du monde, tirer sa compagne de ses propres flancs? Les lois physiques auxquelles l'homme était alors soumis dans sa vie matérielle ont dû, comme les lois de la morale, subir des modifications radicales; ce qui était possible à cette époque ne l'est plus aujourd'hui; aussi un tel rapprochement est-il insoutenable.

Dans le *Dictionnaire de médecine et de chirurgie pratiques*, M. Gallard trouve facilement une explication à ces prohibitions civiles et religieuses: « elles sont, dit-il, comme la répulsion du sang pour lui-même dont on a fait tant de bruit, le résultat de la civilisation; elles n'ont et ne doivent avoir qu'un seul et unique but, c'est d'empêcher que les liens d'affection et les rapports incessants qui unissent tous les membres d'une même famille vivant sous le même toit, dans un contact perpétuel, ne puissent favoriser des rapprochements sexuels dont la précocité aurait d'immenses inconvénients, et qui seraient inévitables si l'on entrevoyait la possibilité de leur consécration ultérieure par le mariage. »

A cela je répondrai d'abord que l'explication de M. Gallard semble favoriser la confusion entre les sentiments d'affection qui unissent les membres d'une même famille et les sentiments d'une toute autre nature, tout aussi respectables d'ailleurs, qui guident l'homme dans l'accomplissement de la loi de reproduction, dont le mariage n'est en définitive que le moyen.

Mais le principal reproche qu'on peut adresser à l'interprétation que donne M. Gallard aux prohibitions civiles et religieuses, c'est qu'en réalité il ne subsiste plus guère, de cette façon, qu'un seul motif qui puisse les justifier : à savoir la précocité des rapprochements sexuels et les inconvénients qu'elle peut entraîner au point de vue des intérêts matériels de la progéniture. Je doute fort, pour mon propre compte, que les législateurs, de quelque pays et de quelque époque qu'ils fussent, aient jamais eu présents à l'esprit les inconvénients dont parle M. Gallard, en édictant ces lois restrictives ; c'est s'avancer bien loin dans la voie des hypothèses, et, puisque sur ce point nous n'avons pas d'autres ressources, je préfère m'arrêter au moins à celle qui me paraît de beaucoup la plus vraisemblable, c'est-à-dire que l'homme, ayant constaté qu'en se mariant avec un parent il avait des enfants défectueux, a songé à y remédier.

Quant au sentiment de répulsion des membres d'une même famille l'un pour l'autre, je pense qu'il est bien plutôt inné chez l'homme, qu'on le prenne même dans son état le plus primitif, que développé d'une façon artificielle par la civilisation ; la preuve en est, c'est que les peuples qui n'en connaissaient pas les bienfaits considérèrent presque tous l'inceste comme un crime. Ce sentiment, étant naturel à l'homme, devait donc rendre superflue toute mesure législative pour sauvegarder la morale.

Mais objecte-t-on encore, pourquoi l'Eglise, maintenant le texte de ses réglements canoniques, se montre-t-elle aujourd'hui beaucoup moins sévère dans leur application, et accorde-t-elle fréquemment des dispenses ? On se méprendrait singulièrement si l'on attribuait la tolérance de plus en plus grande de l'Eglise, en ce qui concerne ces unions, à ce motif qu'elle n'y voit plus aujourd'hui les mêmes inconvénients qu'autrefois. La véritable raison me paraît renfermée dans ces quelques paroles :

« L'Eglise, disait il y a quelques années le Souverain Pontife à un ecclésiastique qui avait obtenu de lui une audience, l'Eglise n'ignore pas les dangers de ces unions, mais en France vous me forcez la main. Votre mariage civil, fondé par une révolution sur les ruines d'un sacrement, me force à accorder toutes les dispenses qui me sont demandées, car on s'en passerait, ce qui serait pire. »

CHAPITRE III.

PREUVES TIRÉES DE L'ANTHROPOLOGIE ET DE L'ÉTHNOLOGIE.

C'est surtout au sein de la société d'anthropologie que l'étude des races humaines a tour à tour été invoquée par les partisans et les adversaires des alliances consanguines. MM. Dally et Périer sont ceux qui, par leurs travaux, ont le plus approfondi la question. Ils prétendent, avec plusieurs autres anthropologistes, que non-seulement la reproduction d'une race par elle-même ne lui est point nuisible, mais qu'elle lui assure des avantages constitués surtout par certaines immunités morbides, une plus grande facilité d'acclimatement, une longévité plus considérable.

Il peut fort bien se faire, en effet, que les races pures, c'est-à-dire celles qui se perpétuent par elles-mêmes sans alliance avec les races voisines, se maintiennent à un niveau supérieur au point de vue de leur pureté organique et typique. Peu importe, au fond, à la question qui nous occupe, que le croisement des races soit utile ou nuisible ; ce point de controverse n'a de rapport avec elle qu'en apparence ; ce que je repousse d'une manière formelle, ce sont les conclusions qu'on a voulu tirer par analogie des avantages résultant d'unions entre sujets d'une même race, à l'innocuité des unions entre sujets d'une même famille.

Boudin l'avait déjà dit, et après lui MM. de Rause et Falret : tant qu'on confondra les deux mots *race* et *famille*, on ne pourra s'entendre. « Une race, dit M. de Rause, se compose de famille, comme une famille se compose d'individus. Une alliance entre deux familles consanguines par rapport à la race, est croisée par rapport à chacune des deux familles prise isolément. Ces sortes d'alliances étant de beaucoup plus nombreuses que celles qui ont lieu entre individus d'une même famille, et étant favorables au développement de la race, rien donc ne permet de conclure à l'utilité ou même à l'innocuité des mariages consanguins. »

Je laisse de côté les arguments qu'on a cru pouvoir tirer de la décadence des races royales et des castes aristocratiques, et de l'abâtardissement de certaines races, telles que les cagots des Pyrénées, les crétins des Alpes, les races maudites, etc., etc. Trop de causes multiples d'ordre moral, ou de nature tellurique, climatérique ou héréditaire, ont concouru à ces résultats pour pouvoir en dégager d'une façon impartiale la véritable action de la consanguinité. Je m'arrêterai seulement un instant sur une race qui a tour à tour prêté des arguments aux adversaires et aux défenseurs des mariages consanguins : je veux parler de la race israélite.

Il est deux faits hors de doute : le premier, c'est que partout et de tout temps les juifs ont toujours été fidèles à leur principe de ne s'allier qu'à des individus de leur race ; c'est que, d'autre part, pris dans l'ensemble, ils n'ont rien perdu de leurs qualités typiques primitives. Comment donc concilier cette dernière proposition avec cet autre fait aussi notoire, à savoir qu'en France aussi bien qu'en Allemagne, en Angleterre comme en Amérique, on a compté beaucoup plus de sourds-muets, d'aliénés et d'idiots parmi les juifs qu'ailleurs ?

M. Liebreich, oculiste allemand distingué, a constaté que sur un total de 341 sourds-muets présents à l'institution de Berlin, il y avait 42 juifs, ce qui porte la proportion de 27 sur 10,000 au lieu de 6 pour 10,000 pour les chrétiens.

En 1847, M. Hubertz comptait en Danemark 3,34 aliénés ou idiots sur 1,000 catholiques, et 5,85 sur 1,000 juifs.

Un physiologiste anglais, le Dr Elliotson dit, dans sa *physiologie humaine* : « Les juifs des classes riches ont la mauvaise habitude de se marier entre cousins germains; aussi ne voit-on nulle part ailleurs autant de louches, de bègues, d'originaux, d'idiots et de fous à tous les degrés; ceci est le résultat de mon observation. »

Le Dr Pruner-Bey affirme que la surdi-mutité est commune parmi les juifs du Caire.

MM. Baillarger et Luys m'ont personnellement fait part des observations qu'ils ont faites sur la grande proportion d'aliénés qu'on rencontre parmi les Israélites; et M. Luys m'assure, qu'en fixant approximativement la population totale de la France à 38 millions d'habitants, et celle des israélites à 100,000, nombre évidemment restreint en comparaison du premier, le nombre de juifs entrant dans les hospices d'aliénés peut être représenté par une proportion de 2 et même 3 0/0.

Toutes ces observations prouvent donc une chose, c'est qu'il y a incontestablement plus d'infirmités relevant de la consanguinité, parmi les juifs que parmi les chrétiens. Il n'est pas difficile de mettre d'accord ce fait d'observation avec la conservation de la beauté du type israélite en général.

Par suite, en effet, de la tolérance qui existe aujourd'hui dans la loi mosaïque, en raison surtout du cercle restreint ou se trouve renfermé l'israélite qui ne consent que rarement à prendre une femme en dehors de sa race, les mariages consanguins doivent être fatalement plus fréquents chez ce peuple. Or, là où il y a mariage consanguin, là apparaissent les risques de procréer des sujets atteints de surdi-mutité ou d'autres infirmités. Par contre, si un israélite s'allie à un individu qui soit toujours de sa race, mais non plus de sa famille, celui-là ne se trouvera plus dans les conditions défavorables créées par la consanguinité. Il y a plus; si les vues de MM. Dally et Périer sont exactes, il bénéficiera des avantages que constitue à une race vigoureuse l'habitude de se perpétuer par elle-même.

Ne nous étonnons donc plus de voir la race juive nous offrir encore aujourd'hui de si beaux types après une existence de tant de siècles, et à côté d'eux, de rencontrer, plus souvent que dans les autres races, des êtres pour lesquels la nature s'est montrée ingrate.

CHAPITRE IV.

PREUVES TIRÉES DE LA ZOOTECHNIE

On a appliqué à la solution du problème qui nous occupe l'observation des animaux, et cette étude a fourni des arguments aux deux opinions. On a invoqué d'un côté des preuves basées sur les avantages des accouplements consanguins chez les animaux. Le *Breeding in and in* est un mode de propagation pratiqué sur une grande échelle, en Angleterre surtout, et il faut convenir qu'on est arrivé à obtenir par cette méthode des races d'animaux très-estimés, tels que le cheval de course anglais, le bœuf Durham, et le mouton Dishley. Certains zootechniciens, préconisant ce genre d'accouplement chez les animaux, concluent par analogie à l'innocuité et à l'utilité même des mariages consanguins chez l'homme, et M. Sanson a résumé son opinion dans cette formule : « la consanguinité élève l'hérédité à sa haute puissance. »

Héliot.   3

D'autre part beaucoup d'autres zootechniciens, beaucoup d'éleveurs et d'agronomes, se basant sur leurs propres observations, arrivent à des conclusions tout à fait opposées, et s'accordent à constater les mauvais effets des alliances consanguines parmi les animaux.

Ici encore, le désaccord entre les savants ne contribue pas peu à compliquer la question; pourtant, outre le nombre infiniment supérieur de ceux qui se montrent hostiles aux accouplements zoologiques consanguins, il est facile de mettre en lumière leurs inconvénients, et de les dégager des avantages qu'on serait, de prime abord, tenté de leur attribuer.

Quand vous unissez le frère et la sœur dans la race bovine ou chevaline, vous prenez deux sujets de choix chez chacun desquels vous avez constaté certaines qualités prédominantes qui, en vertu des lois de l'hérédité, devront se trouver doublées chez les descendants : c'est ce qu'on appelle en zootechnie la *sélection*. Vous faites donc intervenir ici un élément nouveau, dont vous ne pouvez évidemment tenir compte dans l'espèce humaine. Cette méthode neutralise en partie les désavantages de la consanguinité propre. La gastronomie, l'industrie peuvent trouver leur profit dans certains accouplements consanguins temporaires chez les animaux, mais ce n'est certes jamais sans dommage pour la vigueur et la conservation de l'espèce. Qu'est-ce que le cheval anglais? Une bête dont toute la force vitale, toutes les facultés ont été en quelque sorte absorbées par une aptitude spéciale, celle de parcourir un espace de terrain donné dans un temps donné; voyez si ce cheval sera jamais apte à aucun des rôles dévolus ordinairement à sa race, tel que le travail de traction ou le service militaire. On pourrait en dire autant du bœuf Durham et du mouton Dishley, qui ne sont autre chose que des masses de viande, chez lesquels le système musculaire a acquis artificiellement une prédominance sur les autres.

Considérera-t-on toutes ces qualités spéciales pour de véritables perfectionnements? Les partisans de la consanguinité eux-mêmes avouent qu'on l'utilise, chez les animaux, pour développer chez eux certaines qualités déterminées, mais que pour elles on a naturellement fait le sacrifice des autres. Les résultats obtenus par les accouplements consanguins n'infirment donc point les dangers qui y sont inhérents : ce sont des formes et des facultés nouvelles reproduites et développées dans un but déterminé de travail et d'industrie; vous obtenez ainsi de véritables déviations du type primitif; mais les véritables intérêts de la race sont méconnus; sa beauté primitive, sa longévité, les puissances organiques en un mot qui concourent à entretenir la santé et la vie s'altèrent et finissent par disparaître.

J'ai dit plus haut que les auteurs qui blâment les accouplements consanguins chez les animaux sont, sans contredit, les plus nombreux. En effet, Buffon, Grognier, Bourgelat, Girou de Buzaringues, d'Houdeville, Sinclair, Sebright, MM. Magne, directeur de l'école d'Alfort, Guérin-Méneville, les Drs Charles Aubé, Richard (du Cantal), MM. Gourdon, Bella, Allié, de Quatrefages, A. d'Orbigny, Godron, Darwin, sont des savants d'une assez grande valeur pour les opposer à MM. Sanson, Huzard, Baudement, Gayot, qui se montrent partisans des accouplements zoologiques consanguins.

Je tiens de M. Jules Guérin cette particularité qu'il a été à même d'observer par ses expériences personnelles, à savoir l'inaptitude complète des cochons issus d'accouplements consanguins à la fécondation et à la lactation.

Certains auteurs enfin répudient, dans l'explication de ce qui se passe chez l'homme à la suite des mariages consanguins, l'intervention de la zootechnie. « Je regrette, dit M. Peter, cette méthode commode qui consiste à appliquer à l'homme ce qui est vrai de la bête. Il y a là un vice de raisonnement par trop grossier et une ignorance par trop flagrante. Avant de conclure si vite et si audacieusement, on devrait au moins bien connaître les aptitudes spéciales des animaux en expérience. Par exemple, le lapin mange avec volupté de la belladone et ne s'en porte que mieux, le singe dévore le tabac sans vergogne comme sans accidents. Or, je vous le demande, serait-on bien venu après cela d'appliquer à l'homme les résultats de l'injection d'atropine au lapin et de nicotine au singe ! »

A ceux qui écartent de la question de la consanguinité tout ce qu'on a tiré de l'exemple des animaux, M. Sanson répond simplement qu'ils n'ont pas assez de netteté dans l'esprit pour comprendre la valeur d'une démonstration scientifique. Cette façon peu parlementaire de réfuter ses adversaires et de placer d'emblée sa personnalité au-dessus de celle des autres, me paraît éminemment impropre à faire triompher la cause qu'on défend, et le mépris qu'on professe si ouvertement pour l'opinion des autres, n'appuie pas toujours de bonnes raisons. Pour ma part, je regrette de ne pouvoir ici condescendre à l'avis de M. Peter : je crois que dans une question du genre de celle qui nous occupe, il est difficile de nier la solidarité qui unit le règne animal tout entier, l'admirable enchaînement par lequel chaque individu de l'échelle animale est lié aux autres, et en vertu duquel ce qui, dans l'ordre physiologique en général, se produit chez l'un, doit se produire chez l'autre.

Quoi qu'il en soit, pour en revenir au *Breeding in and in,* je ne saurais mieux caractériser cette méthode appliquée à l'homme que par ces quelques mots, où M. Peter condamne les accouplements consanguins chez les animaux en général : « Je trouve, dit-il, que l'argument prouve précisément contre ceux qui l'invoquent. En effet, c'est par cette méthode qu'on obtient les monstruosités vivantes qu'on appelle le cheval de course, le bœuf sans cornes, et le cochon sans os.

Je ne pense pas que le but de l'hygiéniste soit justement d'obtenir des monstruosités, et qu'il doive avoir pour idéal de faire engendrer des hommes ayant trop de doigts, et d'autres trop peu de cervelle. »

CHAPITRE V.

PREUVES TIRÉES DE LA STATISTIQUE.

J'arrive à une méthode qui a été considérée comme la plus propre à conduire à la vérité. Avant Boudin, on n'avait fait que citer des faits particuliers. Boudin est le premier qui se soit appuyé sur les données de la statistique pour proclamer la nocuité des mariages consanguins. Le nombre des maladies produites par les unions consanguines, s'est-il dit, est ou égal, ou inférieur, ou supérieur au nombre des maladies produites par les unions non-consanguines : parti de là il est parvenu, il faut le reconnaître, à élever ce moyen d'investigation, à un niveau que personne après lui ne devait dépasser.

Déjà, avant lui, Devay avait compté les cas d'infirmités qu'il avait trouvés sur un nombre de mariages consanguins. « Sur 121 cas de mariages consanguins, dit-il, nous avons rencontré 17 fois des doigts surnuméraires, et 13 fois aux deux mains. »

M. Chazarain, dans sa thèse inaugurale, a donné les résultats qu'il avait été si bien à même de recueillir, comme professeur à l'institution des sourds-muets de Bordeaux ; il a trouvé que la proportion des sourds-muets de naissance, issus de parents consanguins, par rapport à ceux issus de mariages croisés, était de 30 pour 100.

Boudin a trouvé, à l'institution de Paris, une proportion de 28 pour 100. Or, d'après d'autres recherches, il était arrivé à fixer approximativement le nombre des mariages consanguins contractés en France à 2 pour 100. Il en a conclu que les sourds-muets d'origine consanguine sont 12 à 15 fois plus nombreux qu'ils ne le seraient si la surdi-mutité était répartie également entre les mariages consanguins et les mariages mixtes.

M. Piroux, médecin des sourds-muets de Nancy, a constaté la proportion de 21 0/0. A l'institution de Nogent-le-Rotrou, M. le Dr Brochard est arrivé au chiffre de 29 0/0; et M. Th. Perrin, qui a été pendant plus de quarante ans médecin de l'institut des sourds-muets de Lyon, m'écrivait dernièrement qu'il avait toujours observé qu'un quart et même quelquefois un tiers des élèves provenait de ce genre d'alliance. M. le D^r De la Charrière, médecin de l'hospice des sourds-muets de Paris, a remarqué que sur 100 élèves entrant, il y en a environ 75 atteints de surdi-mutité accidentelle et 25 de surdi-mutité congénitale. Sur ces 25, il fixe approximativement à 4 le nombre des élèves issus de consanguins, c'est-à-dire 16 0/0.

Boudin a en outre constaté que le degré de consanguinité n'était pas étranger à la quantité de sourds-muets. Si on représente par 1 le danger de procréer un sourd-muet, d'une manière générale, ce danger s'élève à 18 pour les cousins germains, à 37 pour les mariages entre oncle et nièce et à 70 pour les mariages entre neveu et tante.

En Amérique, M. Morris a relevé 883 unions consanguines d'où sont nés 4013 enfants; il a trouvé une moyenne de 61 0/0 d'enfants mal constitués. La proportion était de 40 0/0 pour les mariages entre cousins au troisième dégré, de 67 0/0 pour les mariages entre cousins germains, de 81 0/0 pour les mariages entre oncle et nièce ou tante et neveu, et de 90 0/0 pour les unions incestueuses.

Le Dr Bemiss a pu arriver à obtenir des renseignements statistiques sur 34 mariages consanguins. Sur les 192 enfants qui sont résultés de ces mariages, 58 sont morts en bas-âge. Parmi les 134 enfants qui sont arrivés à l'âge adulte, 46 sont considérés comme en bonne santé, 32 sont signalés comme ayant une santé altérée, mais sans indications exactes sur la nature de cette altération. Les 47 qui restent ont tous une altération quelconque : 20 sont scrofuleux, 4 épileptiques, 2 aliénés, 2 muets, 4 idiots, 2 aveugles, 2 difformes, 5 albinos, 6 ont une vision défectueuse, et 1 est atteint de chorée.

Le Dr Howe a aussi observé, en Amérique, 17 mariages entre proches parents qui ont donné naissance à 95 enfants, parmi lesquels 44 étaient idiots, 12 scrofuleux et de faible constitution, 1 sourd, 1 nain, et 37 seulement d'une santé supportable.

Il résulte d'un document publié par M. Ramon de la Sagra sur le nombre relatif des sourds-muets qu'il y a dans les différentes provinces des États-Unis, qu'on rencontre 91 fois plus de sourds-muets parmi les nègres que parmi les blancs. En oppositionavec ce fait, il est à propos de dire qu'en Chine où les mariages consanguins sont prohibés, M. Brown rapporte n'avoir pas rencontré un seul sourd-muet.

M. le Dr Cadiat, médecin à Vaudéléville (Meurthe-et-Moselle), dans une communication qu'il a adressée à l'Académie de médecine, en 1863, rapporte 54 mariages entre parents au troisième et quatrième degré observés dans 18 communes du ressort de sa clientèle. Sur ces 54 mariages, 14 sont restés stériles, 7 ont produit des enfants tous morts avant l'âge adulte, 18 ont donné des enfants scrofuleux ou rachitiques, tuberculeux, dartreux, sourds-muets ou idiots. Restaient 15 familles dont la descendance était saine, sans que, à cette époque, rien n'autorisât à être rassuré sur l'avenir.

Plusieurs auteurs déjà ont cité l'observation qu'a recueillie M. le Dr Potton dans une petite commune du département de l'Isère. Le fait est tellement frappant que je ne puis me défendre de le reproduire ici. Il s'agit d'un village isolé où les difficultés de communication avaient eu pour résultat de multiplier des mariages consanguins. Presque tous les habitants présentaient à chaque main et à chaque pied un sixième doigt surnuméraire. Mais ce qu'il y a de plus curieux dans ce fait, c'est qu'à mesure que la quantité de mariages consanguins diminuait par suite de l'établissement de voies de communication avec les pays voisins, cette difformité a disparu graduellement de génération en génération.

En Ecosse, Mitchell a compté, sur 45 mariages consanguins, 8 cas où il n'y avait point eu d'influence fâcheuse, et 8 cas de stérilité. Les 29 derniers cas avaient donné 8 idiots, 5 imbéciles, 11 aliénés, 2 épileptiques, 4 paralytiques, 2 sourds-muets, 3 aveugles, 2 vues faibles, 3 difformités (incurvation de la colonne vertébrale), 6 estropiés, 1 rachi· tique, 22 phthisiques, scrofuleux ou sujets d'une constitution faible. Mitchell, dont les observations acquièrent un poids considérable par la sévérité de sa méthode et la précision qu'il met dans sa critique, déclare que l'Ecosse est dans des conditions particulièrement favorables pour l'élucidation de ce grave problème, et constate la relation étroite qui y existe entre l'idiotisme et la surdi-mutité. Sur un nombre total de 711 idiots ou imbéciles relevé dans neuf des comtés de l'Ecosse, partie considérable de ce pays, il a trouvé 13 0/0 de ce chiffre total d'idiots à porter au bilan des mariages consanguins. Parmi les 98 idiots issus de mariages consanguins qu'il avait trouvés sur 711, voici quel était le degré de parenté des ascendants : cousins germains, 42 cas; cousins issus de germains, 35; cousins au troisième degré, 21. D'où il appert que plus la consanguinité est étroite, plus elle est dangereuse : c'est ce qu'avaient déjà fait observer Boudin et d'autres auteurs. Dans le cours de ses investigations, Mitchell a encore eu connaissance de 64 cas dans lesquels il existait plus d'un idiot par famille; dans tous excepté dans

5, il a eu l'histoire détaillée de la famille. Sur les 59 cas restant, il a trouvé 26 cas, c'est-à-dire 44 0/0 de consanguins, chiffre évidemment très-important.

Nous savons bien qu'à ces statistiques consciencieuses, faites par des hommes qui n'apportent ni passion ni enthousiasme dans la défense de ce qu'ils croient être la vérité, on peut opposer l'avis de M. Sanson, qui les qualifie de statistiques dressées avec des éléments aussi faux qu'incomplets, et qui, à leur vue, se sent pris d'un sentiment de pitié ; mais nous savons aussi ce qu'il faut penser de l'opinion de M. Sanson : l'amertume peu courtoise qu'il apporte dans la manière de la défendre n'a d'autre résultat que de faire ressortir l'inanité de ses arguments.

M. Boudin étant celui qui avait, par sa statistique, le plus vigoureusement battu en brèche la théorie de l'innocuité des mariages consanguins, devait être aussi celui auquel s'attaqueraient ceux qui la défendaient, et M. Dally n'a pas été un des moins ardents, surtout à la Société d'anthropologie, à détruire la valeur des preuves qu'il avait apportées. A toutes les affirmations des statisticiens, M. Dally oppose un septicisme plus convaincu que justifié. Il conteste d'abord les résultats que MM. Bemiss et Morris ont obtenus en Amérique. Mais les fonctions dévolues à ces Messieurs, qui étaient, l'un président et l'autre rapporteur d'une commission chargée de rechercher l'influence de la consanguinité, ne sont-elles pas garant de l'exactitude de leurs recherches ? Aux résultats statistiques obtenus par Boudin, qu'oppose M. Delly ? Dans un premier article publié par la *Gazette hebdomadaire*, en 1862, il déclare « que les méthodes employées n'offrent aucune garantie ; » puis dans un mémoire présenté à la Société d'anthropologie, il affirme « que la solution du problème réside dans la comparaison des faits favorables et défavorables, et dans leur proportion relative. » Lequel des deux faut-il croire ? M. Dally est-il pour ou contre la statistique ?

On ne s'explique guère de telles contradictions dans une argumentation serrée. M. Dally déclare arbitraire la proportion de 2 mariages consanguins sur 100 donnée par Boudin. Cette donnée n'est en effet qu'approximative ; aussi veut-il qu'elle soit portée à 6 0/0 ; je lui accorde volontiers ; je lui accorde même 10 0/0, s'il veut, bien que ma conviction soit que ce chiffre dépasse de beaucoup la vérité : le point essentiel admis par tout le monde, c'est que les alliances consanguines, en tant, bien entendu, que consanguinité avunculaire et consobrinale, ne représente qu'une très-faible partie de la totalité des mariages en France. Or, à moins qu'il récuse l'autorité d'observateurs tels que MM. Chazarain, Perrin, Piroux et Brochard, qui, sur des points différents, ont tous vu la même chose, et qui tous fixent à 25 ou 30 0/0 la proportion des sourds-muets issus de consanguins, que répondra M. Dally devant la différence de ces deux proportions ? Je vais plus loin : admettons un instant que ces deux proportions soient égales, c'est-à-dire que les mariages consanguins soient contractés en assez grand nombre pour qu'on ne soit plus autorisé à dire qu'il y a plus, d'une façon relative, de sourds-muets issus de consanguins, que de ces mariages ; ne perdez pas de vue que cette proportion de 30 0/0 ne porte que sur une infirmité, la surdi-mutité. Que faites-vous des idiots et autres sujets défectueux qui se rencontrent presque aussi souvent que les sourds-muets dans les alliances consanguines, et qui ne se trouvent pas compris dans cette proportion ?

On comprend à peine que M. Dally ait été jusqu'à trouver singulier que Boudin, dans ses recherches à l'institution des sourds-muets de Paris, n'ait tenu compte que des dossiers d'individus atteints de surdi-mutité *congénitale* ; qu'importent à la solution du problème les sujets atteints de surdi-mutité à trois ans, par exemple, à la suite d'une méningite ou d'une fièvre typhoïde ?

M. Dally oppose, aux résultats obtenus par Boudin au moyen de la statistique, un relevé de 26 cas recueillis par M. Perrier qui déclare les avoir observés, la plupart, dans des mariages entre cousins issus de germains : or M. Dally prétend lui-même, et avec raison, que l'influence de la consanguinité est, à ce degré, déjà affaiblie.

Au total, les objections de M. Dally me paraissent éminemment spécieuses et faciles à réfuter ; ce qu'il en ressort surtout, c'est l'embarras évident qu'il éprouve à détruire des faits solidement établis. M. Dally a certainement les qualités d'un polémiste distingué ; mais je crois que dans une discussion scientifique, la puissance des arguments doit passer avant l'adresse qu'on peut déployer à les développer.

M. le Dr Rodet est venu devant le congrès médical de Lyon, en 1864, combattre l'opinion généralement accréditée des dangers des unions consanguines. Il a présenté un chiffre de 56 observations sur lesquels il en compte 18 soit entre oncle et nièce, soit entre cousins germains, et où les enfants étaient sains ; 13 entre cousins issus de germains avec des enfants bien portants ; 4 entre cousins à divers degrés avec progéniture nulle ; 9 entre consanguins avec des enfants atteints de cas pathologiques pouvant s'expliquer par l'hérédité ; 7 entre consanguins avec des enfants atteints d'infirmités ne pouvant s'expliquer par l'hérédité. M. Rodet reconnaît que 7 cas sur 56 incombent à la consanguinité, et c'est peut-être cet aveu qui motive les contradictions qui se sont glissées dans ses conclusions. « 1° Dans la *grande majorité* des cas, dit M. Rodet, la consanguinité est parfaitement innocente des effets désastreux dont on l'accuse. » Il y a donc des cas, si rares qu'ils soient, où la consanguinité, et la consanguinité seule peut-être nuisible ? Dans une question de ce genre, il ne peut y avoir de moyen terme : la consanguinité est dangereuse, ou elle ne l'est pas. « 2° Dans quelques cas, continue M. Rodet, surtout quand la parenté est très-rapprochée, ou lorsque les mariages consanguins sont superposés, elle paraît capable de produire et *de produire par elle-même* de funestes effets. » Devant un tel langage, nous ne pouvons qu'en prendre acte purement et simplement, et constater l'aveu qu'il renferme. «3° Les statistiques qui établissent la très-grande fréquence de la surdi-mutité produite par cette cause ont besoin, avant d'être acceptées, d'être soumises au contrôle de l'observation directe. » Mais qu'est-ce M. Rodet appelle l'observation directe? Peut-on observer plus directement que MM. Perrin, Piroux, Brochard, Chazarain, c'est-à-dire les seuls qui aient eu toute une population de sourds-muets à examiner journellement? Enfin, comment M. Rodet peut-il dire « 4° que la consanguinité paraît incapable d'engendrer plus de vices de conformation que les mariages croisés, » après avoir déclaré un instant auparavant que la consanguinité *paraît capable de produire par elle-même de funestes effets?* De deux choses l'une : ou bien elle produit quelquefois des effets funestes, ou elle n'en produit jamais; c'est cette dernière proposition qu'il faudrait prouver ; car si je comprends bien M. Rodet, dire que les mariages consanguins ne sont pas plus nuisibles que les mariages croisés, c'est dire que, si par exemple nous envisageons d'une part 100 mariages consanguins et 100 mariages croisés, supposés naturellement sans vices héréditaires, on ne devra pas trouver plus d'infirmités dans les premiers que dans les seconds : or M. Rodet dit plus haut le contraire en déclarant que la consanguinité peut quelquefois être dangereuse.

A côté des statistiques générales, doivent se placer certains faits collectifs qu'ont fait valoir les adversaires des dangers de la consanguinité : tels sont ceux rapportés par M. Rodet et que nous venons de voir : tels sont aussi ceux qui ont été présentés par MM. Seguin, Dally, Perier, Voisin, et Bourgeois. M. Bourgeois, dans sa thèse inaugurale en 1859, a rapporté l'histoire de sa propre famille, dans laquelle 68 unions *toutes surchargées de consanguinité*, ont donné d'excellents résultats. M. Seguin a appuyé les conclusions de M. Bourgeois devant l'Académie des sciences, et il a donné l'histoire de 10 unions consanguines entre sa famille et celle des Montgolfier, sans qu'aucun enfant infirme ou difforme se fût montré. M. Lagneau a cité également l'exemple des familles P... et N... dont les membres, après s'être unis huit fois entre eux dans l'espace de 87 ans, ont encore de vigoureux descendants dans le pays. Enfin un élève distingué des hôpitaux de Paris a communiqué à M. Dally un cas analogue tiré de sa propre famille, où cinq générations se sont mariées entre consanguins, et d'où sont résultés 120 à 140 rejetons, sans qu'il se présentât aucune défectuosité quelconque.

A ceux qui sont venus ainsi s'offrir comme exemples de l'innocuité des alliances consanguines, je répondrai avec M. Falret « que ces observations ne pourraient avoir une importance réelle que si elles étaient répétées un grand nombre de fois dans beaucoup de familles, et que si les exemples d'innocuité des mariages consanguins étaient plus nombreux que ceux des infirmités variées consécutives à ces unions. » J'ajouterai que, dans presque tous les cas, il y a eu de temps à autre des alliances étrangères qui ont suffi pour atténuer, dans une certaine mesure, les mauvais effets de la consanguinité.

Je ne veux point non plus passer sous silence les faits observés par M. le Dr Aug. Voisin, dans le village de Batz (Loire-Inférieure), où il a séjourné un mois en 1865, dans le but d'y étudier la question des mariages consanguins. En cette circonstance, M. Voisin a apporté dans l'analyse des faits la même attention scrupuleuse, les mêmes soins minutieux qu'il devait mettre en œuvre plus tard dans d'autres recherches de même nature, et qui donnent à tout ce qu'il avance un mérite particulier. Il a noté très-exactement les antécédents du mari et de la femme ; il a constaté chez les sujets des observations recueillies l'absence de toute dégénérescence, et de tout vice de conformation. Il a aussi tenu compte que dans ce bourg les conditions générales de vie, de travail, d'habitation et de moralité étaient exceptionnellement bonnes. Il a observé 46 unions consanguines, dont 5 entre cousins-germains, 31 entre cousins issus de germains, 10 entre cousins au quatrième degré. Tous les enfants qui en sont résultés étaient bien portants. J'avoue que si, parmi les faits dont on s'est prévalu en faveur des mariages consanguins, il y en avait qui fussent capables d'ébranler la conviction que j'ai acquise sur ce point, ce serait les observations de M. Voisin. Pourtant elles ne me paraissent pas à l'abri de toute critique. Sur les 46 unions consanguines, nous n'en voyons en effet que 5 entre cousins germains ; 31 ont été contractées, à un degré où, de l'aveu de tous, l'influence de la consanguinité perd de son énergie ; quant aux 10 autres, je ne crains pas de les éliminer comme ne rentrant plus dans la consanguinité vraie. En ce qui concerne les 5 premiers cas, je ne vois là qu'une heureuse coïncidence, mais ce chiffre ne saurait être suffisant pour détruire ce que d'autres chiffres autrement imposants ont péremptoirement établi. Que d'heureuses exceptions soient signalées, nous nous en réjouissons pour les individus épargnés, mais jamais elles n'infirmeront la règle.

Trois ans plus tard, M. Voisin, dans ses deux services de Bicêtre et de la Salpêtrière, faisait des recherches sur l'action de la consanguinité dans la production de l'épilepsie. A Bicêtre, M. Voisin a pris des observations sur 484 malades, et, après avoir examiné avec soin les parents des sujets idiots et épileptiques renfermés dans son service, il n'a constaté la consanguinité que trois fois ; encore est-il, fait remarquer M. Voisin, que chez ces trois sujets la consanguinité saine s'efface devant l'hérédité morbide, attendu que le père du premier est alcoolisé chronique, que le grand'père du second est mort d'alcoolisme et que sa mère est très-délicate ; que la mère du troisième a des attaques convulsives qui la laissent plusieurs heures privée de connaissance. A la Salpêtrière, sur un total de 168 aliénés, de 7 idiots et de 1 choréique, M. Voisin n'a trouvé que trois malades issus de parents consanguins. Nous voyons donc seulement 6 malades issus de consanguins sur 652. La seule conséquence qu'on puisse tirer de cette statistique, c'est que l'épilepsie n'est pas souvent due à la consanguinité, ce qui ne détruit nullement cette autre proposition, que quand il y a consanguinité, on doit craindre l'épilepsie. Personne d'ailleurs n'a jamais prétendu que la consanguinité devait être très-fréquemment constatée chez les épileptiques.

En voyant M. Voisin nier l'influence de la consanguinité sur le développement de l'épilepsie, je ne puis m'empêcher de songer à Leuret dont l'autorité, en pareille matière, ne sera pas plus mise en doute que la sienne, et qui, après avoir constaté seulement un cas d'hérédité sur 67 cas d'épilepsie, en était arrivé à nier d'une façon absolue l'influence de l'hérédité dans cette maladie. Qui donc aujourd'hui pourtant consentirait à se faire l'écho d'une pareille opinion ?

Je pourrais opposer aux résultats obtenus par M. Voisin dans le bourg de Batz, ceux obtenus par M. Poncet à la Noria (Mexique), village indien de 800 habitants, situé dans d'excellentes conditions hygiéniques, et où une observation minutieuse l'a conduit à évaluer à 63 p. 100 les résultats défavorables à la progéniture. De plus longs détails devant m'entraîner trop loin, je renvoie le lecteur au travail de M. Poncet (Des mariages consanguins à la Noria, près Mazatlan. Recueil des mémoires de médecine, de chirurgie et de pharmacie militaire, septembre 1865).

Pour en revenir à la statistique, il est incontestable que

dans la question dont il s'agit, c'est la méthode numérique qui doit conduire le plus facilement à la vérité. Toutefois, en l'envisageant de près, on ne tarde pas à constater au fond combien cette méthode est imparfaite, en raison des difficultés d'application qu'on rencontre à chaque pas et que les consanguinistes n'ont pas peu contribué à mettre en relief.

D'une façon générale, la statistique ne peut porter de fruits qu'autant qu'elle s'applique à des faits simples et indécomposables qui ne sauraient subir l'influence des appréciations personnelles : or, il n'est pas de question qui soit plus complexe et plus exposée à la diversité des interprétations que la question de la consanguinité ; aussi les difficultés qui se dressent devant le statisticien sont-elles sans nombre.

Un premier point à établir serait la proportion relative de mariages consanguins et de mariages croisés qui se contractent en France : Boudin estime qu'il y a environ 2 mariages consanguins sur 100 ; M. Dally les considère comme plus fréquents : nous n'avons jusqu'à présent à cet égard que des chiffres approximatifs.

A qui sera dévolu le rôle de recueillir les données nécessaires à l'établissement de cette statistique ? Un officier de l'état civil pourra aligner des chiffres : mais pour lui la santé des parents, tout ce qui touche à l'hérédité directe ou transformée sera lettre close ; il se contentera d'assembler dans une uniformité fâcheuse les faits les plus disparates.

Le médecin est donc le seul qui soit apte à apprécier les faits et à les dégager des inconnues qui les compliquent ; mais reste à savoir comment il pourra remplir des fonctions aussi délicates. Comment en effet parviendra-t-il à pénétrer dans des familles qu'il ne connaît pas et contre la susceptibilité desquelles il peut se choquer ? Comment pourra-t-il obtenir des renseignements que le commerce le plus intime hésiterait à dévoiler, connaître exactement et la santé des parents et les infirmités des enfants? Comment acquérir une certitude absolue sur l'identité des deux reproducteurs, l'éventualité de l'adultère pouvant toujours laisser quelque doute dans les esprits? Et d'ailleurs cette méthode qui consisterait à faire dans chaque département, par exemple, le relevé de tous les mariages pour découvrir ceux qui se sont contractés entre parents, n'embrasse-t-elle pas un champ rop vaste pour qu'elle soit réalisable?

Nous verrons en outre plus loin que les effets de la consanguinité, comme ceux de l'hérédité, peuvent laisser indemnes les descendants immédiats, pour atteindre d'une façon aussi fâcheuse la génération suivante : cette circonstance ne crée-t-elle pas au médecin une nouvelle inconnue dans le problème?

Telles sont les difficultés presque insurmontables que présente le procédé qui consiste à descendre des parents aux enfants ; celui qui consiste à remonter des enfants aux parents, tout en restant aussi logique et aussi rationnel que le premier, est loin d'en avoir tous les inconvénients. Si vous pouvez encore lui adresser une partie des reproches qu'on fait au procédé contraire, il n'en est pas moins vrai que vous avez déjà sous la main une infirmité donnée : vous arriverez toujours par un interrogatoire adroitement dirigé à connaître l'origine de cette infirmité, à écarter d'une façon à peu près certaine tout ce qui peut tenir à l'hérédité ou aux autres causes, et à savoir des parents s'ils sont consanguins ou non. Telles sont les considérations qui, à mes yeux, restituent en partie au moins aux observations particulières l'importance que, dans l'enthousiasme inspiré par la statistique, on a été tenté de leur enlever.

CHAPITRE VI

La critique, en effet, a été sévère pour les faits isolés et innombrables qu'on a mis en avant pour prouver les dangers des mariages consanguins. Quand celui qui rapporte un fait s'est entouré, avant de l'affirmer, de toutes les précautions possibles pour écarter les chances d'erreur, quand surtout ce fait a été recueilli par des hommes dont le nom, l'expérience et l'impartialité offrent les plus sérieuses garanties d'authenticité, il serait injuste de lui dénier toute valeur. Trousseau ne pouvait souffrir que, dans la supputation des faits, l'intelligence restât enchaînée dans un rôle aussi effacé que celui auquel la statistique la condamne. « Assemblez des faits, disait-il, recueillez des observations de votre mieux, aussi complètes que possible ; mais, dès que vous avez un fait, un seul fait, appliquez-y tout ce que vous possédez d'intelligence et cherchez-y les côtés saillants. »

Mais si à un premier fait bien observé il vient s'en joindre un second, puis dix, puis cent, quel est celui qui pourrait résister à l'éloquence du nombre ?

Il est aujourd'hui un point établi d'une manière irréfragable, c'est que les faits collectés jusqu'à ce jour, qui déposent contre la consanguinité sont bien plus nombreux que ceux qui sont en sa faveur ; ils constituent une masse imposante qui peut satisfaire les plus exigeants. Aussi ceux qui persistent à ne voir aucun danger dans ce genre de mariages s'attachent-ils en détail à chaque fait en particulier, en le soumettant à un contrôle peut-être plus sévère qu'impartial ; ils en arrivent en dernier ressort à refuser à la plupart des observations relatées les caractères d'une suffisante authenticité ; ils nient : c'est la leur *ultima ratio*. Mais un tel scepticisme ne saurait avoir d'autre résultat que de rendre toute discussion superflue, en confirmant dans leur conviction ceux qui se sont toujours appuyés sur de bonnes raisons pour la faire prévaloir.

Je tenais donc à réhabiliter les observations particulières qui ont été publiées jusqu'à ce jour, avant d'en apporter à mon tour quelques-unes à l'appui de la thèse que je soutiens ; la plupart sont inédites, les unes me sont personnelles ; je dois les autres à l'obligeance de plusieurs médecins auxquels j'adresse ici un témoignage de reconnaissance.

OBS. I. — Mon père a soigné pendant longtemps les membres de la famille T..., demeurant à T... (Seine-et-Oise). M. T... est cultivateur ; sa santé, ainsi que celle de sa femme, ne laisse rien à désirer. Leur intelligence est peu développée, mais je dois dire, qu'à ce point de vue, ils atteignent le niveau commun à beaucoup de gens de la campagne dont toutes les aptitudes ont été exclusivement et dès l'enfance consacrées à la culture de la terre. Pas de maladies héréditaires ni diathésiques ; pas de sourds-muets dans la famille.

M. et Mme T... sont cousins issus de germains. Ils ont eu 7 enfants. Le premier est né sourd-muet. Intelligence très-bornée ; il a succombé il y a sept ans environ à une affection aiguë du cerveau.

Le deuxième enfant était une fille. Elle est également atteinte de surdi-mutité congénitale. Elle vit, et est encore plus mal partagée que son frère aîné au point de vue de l'intelligence ; elle a été de bonne heure de mœurs déréglées. Elle est mariée à un sourd-muet et a eu cinq à six enfants, tous morts quelque temps après leur naissance.

Le troisième enfant est un garçon : il est sourd-muet de naissance ; son intelligence est un peu plus développée que celle des deux premiers. Il est resté plusieurs années à l'institution des sourds-muets de Paris.

Le quatrième enfant est encore un garçon ; il a aujourd'hui 16 ans environ. Il est intelligent, à figure ouverte ; il contraste singulièrement avec ses frères et sœurs ; dans tout son ensemble et surtout par l'expression du visage, il diffère essentiellement du type commun à tous les enfants T... et qui traduit chez eux la dépression des facultés intellectuelles.

Le cinquième enfant est une fille : elle est sourde-muette de naissance.

Le sixième enfant, du sexe féminin, parle et paraît assez intelligent.

Un autre enfant est mort à 6 mois de convulsions.

Telle est la famille qui m'a fourni le premier exemple et en même temps l'un des plus frappants des déplorables effets de la consanguinité.

On nous accuse de forcer l'analogie, de torturer les faits pour les adapter à notre doctrine : je demande si ce fait dans sa simplicité même ne vient pas protester contre une telle allégation. Sur sept enfants, quatre sourds-muets et un mort en bas-âge de convulsions ; où trouverez-vous une famille sans liens de parenté entre les conjoints, sans maladies transmissibles par l'hérédité qui ait une telle descendance ?

Le fait suivant est un exemple des diverses formes que peut affecter la déchéance organique qu'entraîne la consanguinité.

Obs. II. — M. et Mme N... à F... (Seine-et-Oise), sont cousins germains. Ils sont tous deux bien portants. Leur fils aîné a 26 ans ; il a une voix de soprano qui n'est ni de son âge ni de son sexe. Un fait aussi remarquable, c'est qu'il a des formes rondes qui rappellent le sexe féminin. Système pileux peu développé : rien de mâle chez ce jeune homme. Il a été, si ma mémoire me sert bien, réformé du service militaire. J'ai de fortes présomptions pour penser qu'il est anorchide ou monorchide, ce que malheureusement je n'ai pu constater.

Le deuxième enfant était une fille ; elle est morte phthisique il y a quelques années à quatorze ans ; émaciation extrême.

Le troisième est un garçon, âgé de 18 ans ; il est sain de corps et d'esprit, mais peu développé ; taille au-dessous de la moyenne.

Le quatrième est une fille. Elle a une claudication légère ; strabisme ; vue très-basse. Elle a toujours été très-maigre et malvenante. Croissance très-tardive; à 12 ans on lui en aurait donné à peine 6.

Le cinquième enfant est une fille. Dans son enfance, le volume considérable de la tête contrastait avec le reste du corps ; elle n'a parlé qu'à 3 ou 4 ans ; marche et croissance tardive ; à 14 ans, elle a la taille et l'extérieur d'une fille de 9 ans.

Le sixième enfant est encore une fille, elle est morte en 1854 à l'âge de 2 mois ; je n'ai pas de renseignements sur la cause de sa mort.

En 1865 Mme N... a fait une fausse couche à 7 mois ; il est vrai qu'elle était atteinte d'une maladie aiguë pour laquelle mon père lui donnait des soins et que je ne puis préciser.

Enfin, M. et Mme N... ont perdu une petite fille de 18 mois, à la suite d'un engorgement de tous les ganglions.

Dans cette observation, s'il ne figure ni surdi-mutité, ni épilepsie, ni aucune des infirmités qu'entraîne souvent la consanguinité, il n'en est pas moins vrai qu'aucun des produits du mariage n'est exempt d'imperfections physiques. Voilà pourtant un cas que les partisans de la consanguinité ne manqueraient peut-être pas d'offrir comme une preuve attestant son innocuité.

Obs. III. — M. le Dr Delpeuch, médecin à Paris, a eu l'obligeance de me communiquer cette observation, ainsi que la suivante.

M. A..., âgé de 46 ans, épouse, en 1860, la fille de sa sœur âgée de 17 ans. Tous deux jouissaient d'une santé parfaite. Au bout de quinze mois naît un enfant hydrocéphale. Pas d'autres enfants depuis.

Obs. IV. — M. de la B..., il y a vingt ans, épouse à 28 ans, sa cousine germaine, du même âge que lui. Deux enfants naissent de ce mariage à trois ans d'intervalle; une fille assez bien portante et un fils sourd-muet. Pas d'autres enfants. La santé des parents est irréprochable.

Obs. V. — M. F... a épousé sa cousine germaine. Tous deux sont bien portants et ne sont atteints d'aucune diathèse susceptible de se transmettre par l'hérédité. M. F..., ancien boucher à Paris est retiré depuis quelques années; c'est un homme de 50 ans environ; sa femme en a 45. Leur position de fortune leur permet de vivre dans l'aisance. Conditions hygiénique très-favorables.

Mme F... a eu dans le commencement de son union un enfant qui a vécu deux mois seulement; je n'ai pu avoir des renseignements positifs sur son genre de mort; on n'a pu que me dire qu'il était mort en langueur et qu'il était très-chétif.

Survient une seconde grossesse : une petite fille naît avec les apparences de la santé; à 4 ans elle succombe à une tuberculose mésentérique.

Enfin, Mme F... a un troisième enfant; accouchement naturel comme les autres : l'enfant ou est mort en naissant, ou n'a vécu que quelques heures. Depuis ce temps stérilité. Voilà des gens qui ont toujours aspiré après la satisfaction la plus légitime, celle d'avoir des descendants; ils n'accusent pourtant que le sort, et sont loin de penser qu'ils sont victimes de la consanguinité.

Comment s'expliquera-t-on ce fait? De deux choses l'une : ou on invoquera l'hérédité, pouvant transmettre chez les enfants des vices qui existaient chez les parents à l'état latent : or, j'affirme que du côté des parents rien de fâcheux ne peut être relevé; ou bien on verra ici une simple coïncidence, hypothèse qui assûrement pourrait être exacte, mais dont il ne faudrait pas abuser, et qui, il faut bien le dire, constitue une des plus grandes ressources de ceux auxquels il ne faut à aucun prix parler de consanguinité. Pour moi, on ne me fera jamais croire que M. et Mme F... pris à part, n'étaient, aussi bien que qui que ce fût, aptes à procréer des enfants sains à les élever.

Obs. VI. — Les cinq faits qui vont suivre m'ont été communiqués par M. le Dr Eugène Moynier de Paris: ils ont à mon sens, d'autant plus de valeur qu'ils émanent d'un médecin qui me les livre sans commentaires, et dont l'attention n'a jamais été attirée spécialement vers les dangers des alliances consanguines.

M. X... épouse sa cousine germaine. Trois enfants, dont deux garçons et une fille. L'aîné des garçons a eu des convulsions dans son enfance, il a aujourd'hui 15 ans et a conservé un tic nerveux. La fille a 13 ans; elle s'est développée très-lentement; tic et grimaces; parole difficile, embarrassée. Le deuxième garçon a 8 ans; constitution faible.

Obs. VII. — M. M... épouse sa cousine germaine. Il a eu deux filles, l'une de 1 an et l'autre de 2. Elles sont très-chétives.

Obs. VIII. — M. Y... épouse sa cousine germaine; sa mère était la sœur du père de sa femme. En 1862 naît de ce mariage une petite fille; elle pesait, au moment de sa naissance 630 grammes, fait peut-être unique dans la science et qui serait à peine vraisemblable s'il ne s'appuyait sur le témoignage de Trousseau et de M. Moynier. Elle est aujourd'hui bien développée; règles établies régulièrement. Pendant qu'elle la portait, sa mère était atteinte de chorée.

En 1863, deuxième fille; éruptions dartreuses. En 1865 naît un garçon avec une hernie inguinale double guérie à l'aide d'un bandage porté pendant quatre ans.

Aucun de ces trois enfants n'est atteint de surdi-mutité, bien que le père de la jeune dame et la mère du mari aient été tous deux atteints de surdité. Je ne veux pas laisser passer ce fait inaperçu, car il tend à confirmer l'opinion déjà émise par des hommes distingués que la surdi-mutité se transmet rarement par voie d'hérédité.

Obs. IX. — M. Z... épouse sa cousine germaine. Quatre garçons; l'aîné âgé de 15 ans a eu dans son enfance des convulsions épileptiformes; il avait seize dents à 13 mois; les trois autres sont bien portants.

Obs. X. — M. N... épouse sa cousine germaine. Plusieurs fausses couches; plusieurs garçons morts d'accidents cérébraux. Deux filles bien portantes. Garçon de 19 ans; il est d'une santé délicate; intelligence faible; il a été sujet dans son enfance à des vertiges épileptiformes.

Obs. XI. — Il y a quinze jours à peine le hasard me faisait mettre la main sur l'observation qui va suivre. M. M... a épousé sa cousine germaine. Il a eu quatre enfants, trois garçons et une fille. Le premier a aujourd'hui une trentaine d'années; claudication très-prononcée à la suite de convulsions qu'il a eues dans son enfance.

La fille a épousé un étranger; elle a déjà eu un enfant qui est mort en bas-âge; elle est actuellement enceinte.

Le second fils a épousé une étrangère et a eu cinq enfants; deux sont mort en bas-âge; les trois autres sont chétifs, tous trois ont des maladies de peau rebelles; j'ignore si elles sont d'origine héréditaire.

Le dernier fils a épousé sa cousine germaine. Ils ont eu un seul enfant qui est né avec trois doigts à une main, de longueur très-inégale; il a aujourd'hui 11 ans, ils ont eu beaucoup de mal à l'élever.

Je voudrais bien qu'on m'expliquât pourquoi, quand on rencontre une défectuosité native aussi rare que la syndactylie, dans un village de 5 à 6 cents habitants, où on ne compterait peut-être pas plus de trois ou quatre mariages consanguins, on la trouve précisément dans une de ces alliances plutôt que dans la masse de toutes les autres.

Obs. XII. — M. F... a épousé sa cousine germaine; ils ont un seul enfant, âgé de 5 ans, chétif, et d'une taille au-dessous de la moyenne, ordinaire à son âge.

Obs. XIII. — M. de B... a épousé sa propre nièce. De ce mariage sont nés beaucoup d'enfants dont plusieurs sont morts. Mme de B... a fait plusieurs fausses couches. Les enfants qui ont survécu sont peu intelligents, et l'un d'eux avait un pied-bot pour lequel il a subi une opération.

Obs. XIV. — M. D... me disait dernièrement qu'il avait un frère sourd-muet. Je lui demande s'il n'y aurait point quelque lien de parenté entre son père et sa mère; il me répond qu'effectivement son père est cousin germain de sa mère.

Il a eu six frères ou sœurs tous ou presque tous vivants. M. D... m'affirme que ses parents ont toujours été d'une très-belle santé. J'avoue que bien des renseignements manquent à cette observation pour la rendre concluante; mais il n'en reste pas moins un fait avéré, c'est que nous rencontrons un sourd-muet et qu'il se trouve encore que ses parents sont consanguins. Ce fait, pris isolément, ne signifie rien; mis en ligne avec tant d'autres bien observés, il recouvre une grande partie de sa valeur.

Obs. XV. — M. le Dr Pousin de Saint-Martin (Ile-de-Ré) a bien voulu mettre à ma disposition les observations suivantes dont la première a déjà été publiée. Il est à propos de remarquer que toutes les familles qui font le sujet de ces observations étaient dans une très-belle position de fortune.

Les trois frères, MM. Le..., habitant l'île-de-Ré, ont épousé les trois sœurs, les demoiselles De..., leurs cousines germaines. De ces trois unions naquirent 18 enfants, dont 5 pour le premier mariage, 5 pour le deuxième et 8 pour le troisième.

Premier mariage. — N° 1, sexe masculin, est mort de convulsions à 10 mois.

N° 2, sexe féminin, est scrofuleux.

N° 3, sexe féminin, est mort de convulsions à 8 mois.

N° 4, sexe féminin, a la parole embarrassée.

N° 5, sexe masculin, scrofuleux, est atteint d'aliénation mentale.

Deuxième mariage. — N° 1, sexe masculin, est scrofuleux, maniaque, prononce difficilement.

N° 2, sexe féminin, a une prononciation lente.

N° 3, sexe masculin, est scrofuleux et sourd-muet; marié à une *étrangère*, il a eu 2 enfants *qui parlent.*

N° 4, sexe masculin, est sourd-muet.

N° 5, sexe féminin, n'a pas d'infirmités.

Troisième mariage. — N° 1, né avant terme, était mort en naissant.

N° 2, sexe masculin, est sourd-muet; marié à une *étrangère*, il a un enfant *qui parle.*

N° 3, sexe masculin, scrofuleux, hydrocéphale, est mort à 3 ans.

N° 4, sexe féminin, scrofuleux, n'a parlé qu'à 4 ans.

N° 5, sexe masculin, mort de convulsions à 1 an ; on croit qu'il n'entendait pas.

N° 6, sexe masculin, est sourd-muet.

N° 7, sexe masculin, est mort à 5 ans.

N° 8, sexe masculin, est mort de convulsions à 10 mois; on croit qu'il n'entendait pas.

En somme, sur 18 enfans on a compté:

4 sourds-muets de naissance,

4 ayant une prononciation lente et difficile,

1 qui n'a parlé qu'à 4 ans,

1 hydrocéphale, mort à 3 ans,

2 aliénés,

1 avorton,

5 morts avant l'âge de 1 an.

Obs. XVI. — M. D..., frère des trois dames Le..., épousa sa cousine germaine, Mlle De la B... Trois enfants naquirent de cette union ; ils étaient tous scrofuleux, et sont morts très-jeunes.

Obs. XVII. — MM. Ar..., deux frères, épousèrent leurs deux cousines Mlles M... L'aîné a eu deux enfants, fille et garçon, dont l'enfance a été très-chétive; ils étaient plus ou moins scrofuleux. La fille est morte à 45 ans; le garçon s'est fait marin; son organisation s'est consolidée; il est mort dernièrement en Californie; intelligence bornée.

Le second, Ar..., a eu six enfants, quatre garçons et deux filles. Ces dernières ont toujours joui d'une assez bonne santé. Les quatre garçons ont été malingres dans leur enfance; deux sont morts; ils étaient presque idiots.

Obs. XVIII. — M. D... épouse Mlle D..., sa cousine germaine. Ils ont eu quatre enfants tous scrofuleux à un très-haut degré.

Obs. XIX. — M. M... se marie à sa cousine germaine Mlle M... Il a trois enfants dont l'un meurt hydrocéphale, et les deux autres des suites d'adénite scrofuleuse du côté du ventre.

Obs. XX. — Le nommé S..., cultivateur aisé, épouse sa cousine germaine D... De ce mariage sont nés deux enfants scrofuleux morts à 2 ou 3 ans.

Obs. XXI. — M. D..., cultivateur aisé, épouse sa cousine germaine B... Il a trois enfants scrofuleux et rachitiques; ils sont vivants.

M. Pousin a fait des recherches sur toute la population de l'île, et il est arrivé à constater ou la stérilité dans les mariages consanguins, ou des infirmités dans leurs produits. Il déclare qu'après tout, les mariages consanguins sont peu nombreux dans l'île.

M. le Dr Dionis Des Carrières a présenté au Congrès de Lyon, en 1864, quelques observations qu'il avait puisées dans sa clientèle et qui l'avaient frappé. Je les reproduis ici textuellement.

Obs. XXII. — A quelques lieues d'Auxerre, dans un vieux château féodal, habite une illustre famille, dont le chef replet et vigoureux épousa sa cousine germaine. Les trois premiers enfants, bien portants du reste, sont sourds-muets. Le quatrième parle. Je ne sais comment sont les autres.

Ob. XXIII. — En 1856, j'accouche une jeune femme parente au quatrième degré avec son mari. Elle met au monde un garçon affecté d'un hypospadias considérable situé vers le scrotum avec atrophie de la verge, au point qu'un instant j'ai été embarrassé pour déterminer le sexe. Le lendemain, je constate en outre une hernie congénitale.

Le père et la mère étaient robustes, bien portants, et jouissaient de la plus florissante santé. Ni l'un ni l'autre n'avait de hernie ou d'infirmité cachée. L'enfant est mort à 18 mois. Plus tard est survenue une petite fille que j'ai vue, elle avait 5 à 6 ans et se portait à merveille.

Obs. XXIV. — Un jeune homme vient me consulter dans mon cabinet, et me demander un certificat constatant qu'il est malade, pour échapper à la visite de la conscription. Il a peur de se déshabiller devant ses camarades ; en effet, sa verge est petite et de la grosseur du petit doigt à peine ; les testicules sont volumineux, sa voix est faible, ses formes grêles. Il n'a jamais d'érections ; malheureusement pour lui et les siens, son numéro n'a pas été appelé ; il s'est marié, malgré mes recommandations, et il est inutile de dire qu'il n'a pas d'enfants.

Le père et la mère de ce jeune homme sont parents au quatrième degré. Il a des frères et des sœurs qui se portent bien. Son père est un homme peu vigoureux, aux membres peu développés.

Obs. XXV. — Un cultivateur me fait venir près de son fils, idiot, à la tête pointue, aplatie latéralement, au regard niais, au ventre volumineux, qui ne peut marcher, et se tient toujours sur les genoux de sa mère. Il m'avoue qu'il est parent au quatrième degré avec sa femme ; il a déjà perdu un enfant tout semblable.

Obs. XXVI. — Dans le même pays, deux jeunes gens, parents au quatrième degré, bien constitués, jouissant d'une belle aisance, se marient *pour que le bien ne sorte pas de la famille.* La jeune femme met au monde un garçon atteint d'une *amaurose congénitale.* Plus tard, elle a eu un second enfant qui se porte bien.

Obs. XXVII. — Deux parents au quatrième degré, bien musclés, ayant joui pendant longtemps d'une santé florissante, restent mariés vingt-cinq ans et n'ont point d'enfants. La femme est morte d'un cancer de l'ovaire.

Obs. XXVIII. — Deux campagnards vigoureux, parents au quatrième degré, se marient et produisent un enfant hydrocéphale qui meurt après la première année. Leur second enfant se porte bien.

Obs. XXIX et XXX. — Deux alliances, entre cousins au quatrième degré, ont produit l'une et l'autre une fille imbécile, à peine capable de vaquer aux soins les plus vulgaires du ménage, et un fils intelligent.

M. le docteur Delore, ex-chirurgien en chef de l'hôpital de la Charité à Lyon, m'envoie une note résumant l'appréciation d'un grand nombre de faits qu'il a observés. Il a constaté à la suite de mariages consanguins, plusieurs cas d'idiotie et deux cas de surdité congénitale. Voici d'ailleurs les conclusions auxquelles l'ont amené ses observations :

« 1° Relativement aux maladies, la consanguinité accentue les dispositions morbides héréditaires, la phthisie surtout, j'en ai observé plusieurs exemples ;

« 2° La stérilité est assez fréquente entre cousins. Je connais toutefois trois mariages entre oncle et mère non stériles ; dans l'un d'eux une fille bien portante est stérile ;

« 3° Relativement aux difformités, j'ai observé un nombre considérable de malformations congénitales. La consanguinité paraît les créer quelquefois, c'est-à-dire qu'on les observe plus souvent dans les mariages consanguins ; mais la proportion me paraît difficile à établir. Avec mes faits on ne peut établir de statistique ; la plupart des observations ne signalent pas la consanguinité. Toutefois j'ai vu trois cas de difformités des doigts, un de syndactylie et deux de doigts surnuméraires. »

Ici doit trouver place une remarque importante : c'est la fréquence frappante avec laquelle la consanguinité atteint le système nerveux cérébrospinal ; ceci ressort d'ailleurs d'une façon évidente de la simple énumération des maladies qu'elle entraîne. En tête, nous voyons la surdi-mutité. Il est peu d'infirmité aussi affligeante pour l'homme que la surdi-mutité congénitale, et qui, avec l'idiotie, le rapproche plus de la bête. Chez le sourd-muet, il faut moins chercher la cause de son infériorité morale dans le défaut de l'ouïe et de la parole, que dans un vice originel qui frappe les facultés intellectuelles. Aussi, quel que soit le soin qu'on prenne pour développer son intelligence, il restera toujours à ce point de vue un homme incomplet, une sorte de rebut de la nature.

La consanguinité détermine donc, en quelque sorte, un arrêt de développement, portant sur les organes et les fonctions intellectuels, d'où découlent la surdi-mutité ou l'épilepsie, l'idiotie ou l'aliénation mentale, les convulsions en bas âge ou l'hydrocéphalie ; c'est ce dont témoignent la plupart des observations que je rapporte et de celles qui ont été publiées par d'autres en grand nombre. M. le Dr Faure, inspecteur-adjoint de Néris, raconte qu'il a vu à Damas une famille juive de 130 membres, et dont tous les enfants, *sans exception*, présentaient une altération du système nerveux (idiotie, imbécillité, surdi-mutité, chorée, épilepsie, paralysie, etc.)

Mais si l'influence de la consanguinité ne se manifeste pas par ces divers troubles du système nerveux, du moins peut-il arriver qu'elle se fasse sentir sur le moral de l'individu, soit en altérant son caractère, soit en rompant chez lui l'équilibre entre les facultés intellectuelles et instinctives, d'où finalement peuvent résulter le développement de penchants pervers et la production d'actes dans lesquels le libre arbitre n'intervient plus. Je sais bien qu'avancer cette opinion, c'est s'exposer à être par certains partisans des mariages consanguins, qualifié d'observateur de sentiment ; mais je ne puis mieux répondre qu'en m'autorisant du témoignage deMM. Peter, Falret et de beaucoup d'autres. Le fait suivant a été observé par M. Peter, auquel je laisse la parole.

Obs. XXXI. — M. X... est un architecte très-intelligent, mais à idées paradoxales. Il épouse à 42 ans la fille de sa sœur. Mme X... est un peu nerveuse et irritable, mais elle est intelligente et a les instincts très-droits. De ce mariage sont issus deux enfants. L'aîné est un garçon. Cet enfant, dès l'âge de trois ans, manifestait les instincts les plus malfaisants ; il prenait plaisir, par exemple, à frapper sa petite sœur, à arracher les plumes des oiseaux qu'il pouvait avoir entre les mains. Dans tout ce qu'il faisait pourtant, il y avait du calcul et du raisonnement. A six ans, on le met dans une pension ; mais on l'en chasse au bout de quelques mois, et jusqu'à douze ans il ne peut rester dans aucune institution, toujours expulsé pour ses méfaits nombreux. A treize ans, il disparaît subitement du toit paternel. Son père avait une maison de campagne à Saint-Denis, sur les bords de la Seine. Pendant quinze jours on multiplie les recherches, elles restent infructueuses. Le jour de la disparition de son fils, le père s'était aperçu que sa caisse avait été forcée, et qu'une somme de sept cents francs avait été soustraite. Ce même jour il constatait également la disparition d'un bateau amarré non loin de sa propriété. Il apprend enfin par la police que son fils avait été arrêté dans un hôtel du Havre, parce qu'il n'avait pu payer la note des dépenses qu'il y avait faites. Celui-ci était donc parti dans le canot qu'il avait soustrait, était descendu à la dérive de Saint-Denis au Havre, s'arrêtant là où il lui plaisait, et faisant bombance avec l'argent qu'il avait volé. Il avait dépensé sept cents francs en quinze jours. Le père désolé, met son fils comme mousse à bord d'un bâtiment de l'Etat. Les châtiments corporels ne peuvent rien contre la perversité native de cette nature, et l'enfant devenu jeune homme se livre à toutes les débauches : excès alcooliques, abus du tabac, masturbation, pédérastie ; aucun vice ne lui est étranger. Il réussit cependant à avoir un emploi modeste en Cochinchine, à 20 ans ; mais, sous l'influence des excès d'une part, et d'autre part de la température, il contracte une diarrhée habituelle, propre au cli-

mat, et revient à Paris. Là, entouré des soins de sa famille, il semble
étranger aux caresses des siens, ne témoignant aucune reconnaissance des
prévenances dont il est l'objet. Il meurt de sa diarrhée sans avoir manifesté
la moindre marque de tendresse soit envers sa sœur, soit envers sa mère
qui le chérissait malgré ses défauts.

Cet individu, fils d'un homme artiste, n'avait jamais rien pu apprendre ;
au point de vue de l'art, comme à tous les autres points de vue, il était
resté dans une insensibilité désolante, dans l'abrutissement le plus com-
plet, étranger aux beautés de la nature comme aux beautés créées par
l'homme ; de ses voyages il n'avait guère conservé le souvenir que de ce
qu'il avait bu et mangé.

Cet individu peut donc être offert comme le type de ces êtres auxquels
manque la notion du bien, du beau et du juste, comme il y a des êtres incomplets au point de vue physique.

Le second enfant de M. X... était une fille ; elle est de deux ans plus
jeune que son frère et n'a jamais quitté sa famille. Elle a de très-bons sentiments, mais un esprit absolument nul. Elle est microcéphale. La nullité
de son esprit contraste avec l'intelligence presque brillante du père, auquel
elle ressemble physiquement.

Obs. XXXII. — La fille d'un des plus célèbres médecins du commencement de ce siècle épousa son cousin germain. Elle a eu trois enfants :
trois sourds-muets, tous vivants aujourd'hui ; l'un d'eux s'est marié et a eu
des enfants très-sains.

Obs. XXXIII. — Voici un fait que M. Peter retrouve dans les notes inédites que Trousseau lui a remises avant sa mort.

Le 10 avril 1866, à ma consultation, une famille se présente : il s'agit
d'un cousin germain qui a épousé sa cousine germaine. Deux garçons sont
issus de ce mariage, et on me les amène fréquemment ; l'aîné, âgé de neuf
ans, est frêle, délicat, et est atteint d'incontinence nocturne d'urine. Le
second, âgé de huit ans, est épileptique depuis sa naissance et idiot. Il résulte, dit M. Peter, des conversations qu'il a eues avec Trousseau dans les
derniers moments de sa vie, ainsi que des nombreux documents qu'il lui a
confiés pour les utiliser, que l'*incontinence nocturne de l'urine*, les *pertes sé-
minales*, l'*impuissance*, sont des troubles successifs de même ordre, qu'on
observe fréquemment chez le même individu, et qui dérivent les uns et les
autres d'un *état morbide* du système nerveux. Plus tard, et pour la même
raison qui l'a rendu incontinent de l'urine, incontinent du sperme, et finalement impuissant, l'individu devient hypochondriaque, puis mélancolique,
quelquefois épileptique. Dans l'enfance, l'état maladif du système nerveux

a d'abord frappé l'appareil génito-urinaire, et, plus tard, il a influencé les fonctions de relation, le mouvement et l'intelligence; mais, dans tous les cas, le point de départ a toujours été le système nerveux. Or, dans la famille des incontinents de l'urine et du sperme, on compte habituellement, comme dans le fait que je viens de citer, des épileptiques et des aliénés. Et enfin Trousseau a souvent dit à M. Peter, que le nombre des épileptiques, des impuissants, des spermatorrhéiques, nés de parents consanguins qu'il avait observés, était considérable.

M. le docteur Legrand du Saulle m'a fait part des observations suivantes :

Obs. XXXIV. — M. B..., ingénieur civil, épouse, à 31 ans, Mlle B..., sa cousine germaine, en 1863. Point d'aliénés dans la famille des conjoints. Cinq enfants :

1° L'aîné, du sexe masculin, est mort à sept mois, après un grand nombre de convulsions;

2° Le second, du sexe masculin, a une division de la voûte palatine ;

3° Le troisième, du sexe masculin, a maintenant sept ans et demi. Il est intelligent et se porte très-bien ;

4° Le quatrième enfant, est une fille, née en 1871. Elle est microcéphale et a eu des convulsions;

5° Le cinquième, du sexe féminin, est né en 1872 ; elle ne parle pas encore. Elle a eu plusieurs fois des convulsions.

Obs. XXXV.—Gil..., petit rentier à Bercy, âgé de 41 ans, est cousin germain de sa femme. C'est un alcoolisé chronique. La femme Gil... est nonchalante, peu intelligente, amnésique. Ils ont eu quatre enfants : deux sont morts en très-bas âge, le troisième, sourd-muet, rachitique et tuberculeux, est mort à l'âge de huit ans. Le quatrième enfant est une fille, elle a quatorze ans et vit dans des habitudes précoces de débauche; elle a été placé en 1873 en correction à Saint-Lazare. Elle a de l'asymétrie du crâne et de la face. Elle est intelligente, mais profondément perverse.

Je ferai remarquer en passant qu'il ne serait pas exact de faire peser ici sur l'ivrognerie du père la responsabilité d'avoir engendré une telle descendance; tout le monde sait les proportions effrayantes qu'a acquises l'abus de l'alcool, et le nombre des sourds-muets, des idiots et des épileptiques serait incalculable, si l'alcoolisme avait par lui-même le triste privilége de produire ces infirmités chez les enfants.

Obs. XXXVI. — M. G..., négociant en vins, âgé de 45 ans, épouse, en 1855, la fille de son frère, âgée de 18 ans. En 1858, naissance d'un garçon, qui meurt sourd-muet en 1865. Il était scrofuleux.

En 1861, naissance d'une fille, qui est aujourd'hui demi-imbécile, hysté-rique et très-irascible. Elle sait lire. Elle a de la blésité.

En 1866, naissance d'une fille qui est très-intelligente, mais affectée de strabisme double convergent.

Obs. XXXVII. — Mag..., tailleur, âgé de 55 ans, a épousé sa cousine germaine. Le grand-père des époux Mag... s'est pendu. Ils ont eu deux fils : l'aîné, à 24 ans, à la suite d'une discussion violente avec son père est allé se pendre dans les lieux d'aisances.

Le second a été réformé. Il est bègue. Il travaille avec son père ; c'est un mauvais ouvrier ; il est peu intelligent, irascible. Il se masturbe.

Obs. XXXVIII. — M. A..., concierge, épouse à 24 ans sa cousine ger-maine. Son père s'est pendu ; la mère de sa femme est aliénée. Sa femme est hystérique. Mariés depuis neuf ans, ils ont eu trois enfants ; les deux premiers sont morts dans les trois premiers mois ; le troisième est épilep-tique. Le premier enfant avait les pieds bots ; il est mort du carreau. Le second était strabique à droite et est mort d'une bronchite. Le petit épilep-ique a maintenant six ans. Il est intelligent.

Obs. XXXIX. — Jean-Félix Boll..., charcutier, à Belleville, âgé de 53 ans, est le cousin germain de sa femme, qui est âgée de 45 ans. Point d'aliénés dans la famille, mais Bol... s'alcoolise. Cinq enfants :

1° Marie-Alfred Bol..., 20 ans, placé à Bicêtre, sourd-muet, choréique turbulent, peu intelligent ;

2° Enfant du sexe masculin, convulsions, mort à 7 mois ;

3° Enfant du sexe féminin, convulsions, mort à 4 mois ;

4° Enfant du sexe féminin, bien portante, intelligente, mais strabique ;

5° Enfant du sexe masculin, intelligent, bien portant ; il a onze doigts.

Obs. XL. — Cette observation est un exemple de l'accumulation de la consanguinité dans la même famille.

Philippe Bellat... a épousé sa cousine germaine ; il était le neveu de la mère de sa femme. De ce mariage est issu un seul rejeton, François-Phi-lippe Bellat..., garçon vigoureux, bien portant, exempt de toute infirmité. A 29 ans, il a épousé sa cousine germaine, Augustine Boisg..., alors âgée de 24 ans. Tous deux sont cousins par leurs mères qui étaient sœurs. La demoiselle Boisg... a des frères et sœurs, tous bien portants. Rien d'extra-ordinaire à constater chez les ascendants, ni d'un côté ni de l'autre. Or, ils n'ont eu que deux enfants : la première, âgée de 12 ans, née sourde-muette ; le second, âgé de 9 ans, né sourd-muet. Tous deux sont à l'institu-tion des sourds-muets de Caen.

Il est un autre fait bien digne de remarque, que MM. Chazarain et Boudin ont signalé, et après eux MM. Mitchell, Chipault et Falret ; c'est que les dangers des mariages consanguins peuvent se suspendre pendant la première génération pour n'apparaître qu'à la génération suivante. Une fois l'influence fâcheuse de la consanguinité établie, je ne vois pas, en effet, pourquoi on lui refuserait ce que l'on accorde à l'hérédité. Il est notoire qu'une maladie héréditaire peut se transmettre à la deuxième génération, en laissant intacte la génération intermédiaire. Entre deux unions, dont la première a été contractée entre sujets consanguins et la seconde entre sujets étrangers l'un à l'autre, mais dont un des conjoints est lui-même issu de consanguins, je ne fais aucune différence ; car, dans le second cas, un des époux, en vertu des lois ordinaires de l'hérédité, apporte en lui les germes morbides qu'a créés la consanguinité dans la génération précédente et qui ne seront fécondés que chez les descendants. En veut-on des exemples ?

Obs. XII. — Le fait qui va suivre a été observé par M. le Dr Chazarain.

Je n'ai pas plus cherché le fait suivant, dit M. Chazarain, que celui cité dans ma thèse de doctorat, page 43. C'est encore le hasard qui me l'a fait connaître, ce qui permet de penser que des recherches faites avec soin et persévérance amèneraient la découverte d'un grand nombre de faits analogues.

Monsieur C..., membre de l'Université, dont j'ai été le médecin pendant ces trois dernières années, est doué d'une forte constitution, quoique atteint d'un catarrhe bronchique de nature herpétique. Son intelligence est au niveau de la position officielle qu'il occupe, quoique son jugement laisse un peu à désirer, et qu'il manque quelquefois de tact et de dignité.

Il n'a jamais eu des habitudes d'intempérance ; sa vie est régulière, sa conduite et sa probité sont irréprochables.

Mme C... est une femme d'esprit, d'un jugement sûr, toute à ses devoirs d'épouse et de mère.

Leurs enfants ne devaient donc, ce semble, puiser dans la santé et les dispositions morales de leurs ascendants aucun vice d'organisation, aucune tendance aux désordres de la volonté et de l'intelligence. Cependant voici ce qui est arrivé. M. et Mme C... ont eu deux fils et trois filles. Deux de ces dernières sont mortes ; l'une était sourde-muette, l'autre, m'a-t-on dit, phthisique. La troisième a une intelligence très-bornée. Quant aux deux fils, ils n'ont fait que des excentricités toute leur vie.

L'aîné, quoique tenu au collége jusqu'à l'âge de 16 ou 17 ans, n'a jamais pu écrire passablement une lettre, et mettre l'orthographe.

Arrivé au grade de sous-lieutenant, grâce à de puissantes protections et à la précaution qu'il prenait de ne jamais écrire un rapport ou une lettre sans les faire corriger par son père ou une autre personne, il a dû donner sa démission à cause de ses folies et de son incapacité. A peine arrivé dans la localité où résidait nouvellement sa famille, il entrevoit une jeune fille dans un bureau de tabac, en devient amoureux, l'épouse et dévore en moins d'un an les quatre cinquièmes de sa dot, de sorte qu'aujourd'hui, il est dans la misère la plus complète.

Le second fils de M. G..., s'était engagé après avoir fait folies sur folies. Au régiment, il invitait à dîner vingt à trente camarades, sans avoir le sou et sans se préoccuper de la façon dont il paierait. Condamné pour escroquerie et renvoyé du régiment, il a occupé une foule d'emplois dans des maisons de commerce ou dans l'industrie, sans réussir à les conserver plus de trois mois. Et pourtant il est actif au travail, plein de bonne volonté, adroit et apte à une foule de travaux, mais sans fixité dans les idées et la volonté. Finalement, il s'est marié à une fille d'auberge, nièce d'une ancienne prostituée, a essayé d'un petit commerce où il a perdu en six mois tout ce que sa famille avait mis à sa disposition, et aujourd'hui il est cocher.

Obs. XIIL. — J'ai relevé le fait suivant, sur les registres d'observations de M. de la Charrière, médecin de l'institution des sourds-muets, à Paris.

L'enfant P..., de Rouen, est entré à l'institution en 1874. Son grand-père et sa grand'mère étaient cousins germains.

Obs. XIIIL. — Une femme de la campagne attirait dernièrement mon attention sur une infirmité que portait son petit garçon. L'idée me vient de lui demander s'il y a de la parenté entre elle et son mari. Elle me déclare d'abord que non; puis, la réflexion venant, elle m'avoue que son mari, qui se nomme Bou... est un enfant naturel : or, le père de Bou... était cousin issu de germain avec la mère de Mme Bou... De ce mariage sont nés deux garçons; l'aîné est bien portant; l'autre a 3 ans 1/2, il est monorchide.

L'analyse des cas individuels, dit Mitchell, peut nous conduire à soupçonner que les dangers des mariages consanguins ne se manifestent pas toujours dès la première génération, et qu'ils éclatent chez les petits enfants. Les enfants, en apparence sains, peuvent avoir une défectuosité organique *à l'état virtuel*; elle n'apparaît *effectivement* que dans les descendants. A l'appui de son opinion Mitchell rapporte les observations suivantes.

Obs. XIVL. — A... épouse B... sa cousine germaine. Ils ont cinq enfants.

Héliot.

Luu des 5 est sain de corps et d'esprit. Marié deux fois avec des femmes qui lui étaient étrangères ; neuf enfans.

Quatre enfants de la 1ʳᵉ femme

1ᵉʳ sain. Mort de fièvre putride à l'âge adulte.
2ᵉ sain de corps et d'esprit.
3ᵉ devient aliéné à l'âge adulte, il est dans un asile.
4ᵉ mort dans la première enfance.

Cinq enfants de la 2ᵉ femme

1ᵉʳ considéré comme sain bien que bizarre et excentrique.
2ᵉ sain de corps et d'esprit.
3ᵉ imbecille.
4ᵉ devenu aliéné; il est dans un asile.
5° Devenu aliéné ; il est également dans un asile.

Obs. XVL. — AB... épouse XY... sa cousine germaine ; neuf enfants :

1ᵉʳ sain de corps et d'esprit, vue faible, scrofuleux. Epouse sa cousine germaine ; pas d'enfants.

2ᵉ sain, de petite taille ; prononciation défectueuse, division palatine ; épouse une étrangère ; pas d'enfants ; pas de détails

3ᵉ sain, bossu ; célibataire.

4ᵉ idiot.

5ᵉ sain ; vue très-faible ; marié à une étrangère ; *il n'a pas d'enfants*.

6ᵉ sain de corps et d'esprit ; marié à une étrangère ; *il n'a pas d'en,'ants*.

7° imbecille et difforme.

8. sain d'esprit, sorte de nain. Marié à une étrangère, il a eu trois enfants ; santé inconnue.

9° idiot, nain.

Obs. XVII. — EB... épouse ZY... sa cousine germaine. Cinq enfants.

1ᵉʳ regardé comme sain d'esprit, mais excentrique ; célibataire.

2ᵉ sain d'esprit ; rachitique, célibataire.

3ᵉ sain d'esprit ; il épouse une étrangère ; deux enfants :

{ 1ᵉʳ idiot.
{ 2° pas de détails.

4ᵉ imbécille ; espèce de nain.

5ᵉ idiot et nain.

J'arrive à un dernier argument en faveur des dangers des mariages consanguins, celui qui plaide le plus éloquemment leur cause : ce sont les unions incestueuses.

Les deux faits suivants m'ont été communiqués par M. Chazarain.

Obs. XVII. — Pendant mon séjour au Sénégal, raconte M. Chazarain, de 1860 à 1867, étant médecin de l'hôpital civil de Saint-Louis et chargé du service du dispensaire, j'eus à soigner plusieurs fois pour des accidents vénériens une mulatresse qui avait eu des relations sexuelles avec son frère, lequel avait été pour ce fait traduit en cour d'assises.

De ces relations était né un garçon sourd-muet et idiot. J'ai vu souvent cet enfant qui avait 8 ou 9 ans quand j'ai quitté le Sénégal.

Obs. XVIIIL. — Vers la fin de l'année 1866 étant allé voir le savant et regretté Dr Boudin, j'eus l'honneur d'avoir avec lui un long entretien dont la consanguinité fit presque tous les frais. Lui ayant fait connaître le fait précédent, il me raconta celui qui suit et qui, je crois, n'a pas été publié. Il le tenait, autant qu'il m'en souvienne, d'un médecin militaire appartenant au corps d'occupation que nous entretenions à Rome depuis 1849.

Une jeune personne appartenant à la bourgeoisie de la ville de Rome étant devenue mère en dehors du mariage, avait pu s'accoucher sans éveiller les soupçons de sa famille, et elle avait placé son enfant en nourrice en prenant toutes les précautions pour ne pas être connue de la femme qui l'élevait. S'étant plus tard mariée, elle resta quelques années sans redevenir mère ; et son mari en étant affligé, elle lui proposa d'adopter un enfant, et se fit charger du soin d'en chercher un. Naturellement ce fut le sien qu'elle prit. C'était un garçon.

Un ou deux ans plus tard, elle donna le jour à une petite fille. Le garçon n'en resta pas moins à la maison, et les deux enfants furent élevés ensemble avec une égale sollicitude. Quand ils furent en âge d'être mariés, le mari qui aimait son fils adoptif, trouva très-naturel d'en faire l'époux de sa fille, et le mariage eut lieu sans que la mère eût osé s'y opposer.

Les deux mariés eurent un enfant; c'était un sourd-muet.

Quelle que soit la manière dont on qualifiera cette union, on ne peut que l'assimiler à l'inceste, puisqu'on voit unis par le mariage deux individus ayant une mère commune.

Obs. XIXL. — Voici des cas d'inceste relevés par M. Legrand du Saulle.

Une fille de 15 ans accouche des œuvres de son père ; enfant idiot.

Obs. L. — Une fille de 17 ans de très-bonne famille, en apparence seulement, accouche des œuvres de son père âgé de 55 ans. Enfant rachitique et épileptique. Il vit et a maintenant de 5 à 6 ans.

Obs. LI. — Une fille de 16 ans accouche des œuvres de son père, alcoolisé chronique, brutal et violent, âgé de 45 ans. Enfant hydrocéphale, mort à 5 mois. Le père s'est suicidé par asphyxie.

Obs. LII. — Une femme du monde, âgée de 34 ans, séduit son jeune frère de 19 ans 1/2. Elle a un enfant idiot. Cette femme est devenue folle.

Obs. LIII. — Une mère de 40 ans séduit son fils, âgé de 21 ans. Enfant mort dans les convulsions à 58 jours.

Telle est l'horrible clinique que nous offrent les unions incestueuses. Je ne comprends pas que certains partisans des mariages consanguins répudient l'intervention de ces unions dans la solution d'une question de ce genre. Qu'est-ce, en effet, que l'inceste, si ce n'est la plus haute expression, le dernier terme de la consanguinité? Qu'on vienne nous dire, lorsque nous citons des faits innombrables où les liens de parenté entre les conjoints ont été l'origine de défectuosités de toute nature chez les enfants, que cela ne prouve rien, attendu qu'avant tout il faudrait établir une proportion, soit ; nous fera-t-on la même objection pour l'inceste? Dira-t-on, par exemple, que les cas que je viens de rapporter sont impropres à établir la réalité du fait, parce qu'ils ne représentent qu'un nombre trop faible, par rapport à la quantité de relations incestueuses qui ont lieu et d'où naissent de beaux enfants? Il faut le dire à l'honneur de la moralité de nos mœurs ; elles n'en sont point encore arrivées à ce point de dépravation ; l'inceste est un fait heureusement rare, et c'est avec raison que ceux qui l'écartent de la discussion se basent sur cette considération qu'il n'est pas de notre époque. Ce serait donc ici plus que jamais le cas de dire que l'importance d'un fait est proportionnelle à la rareté avec laquelle il se présente.

On assimile encore ces rebuts de la nature sortis de l'inceste aux enfants naturels présentant quelque défectuosité, et on donne à leurs infirmités une origine commune, c'est-à-dire la débauche, la dégradation physique et intellectuelle, où sont tombés ceux qui en arrivent, après tous les abus, à des actes qui répugnent à la nature. Mais combien d'ivrognes, de débauchés de toute espèce ont eu des enfants qui, tout en se ressentant de leur origine, ne sont ni sourds-muets, ni polydactyles! Où a-t-on vu qu'il y eut autant de sourds-muets, de polydactyles, d'idiots et d'enfants morts dans les convulsions parmi les enfants naturels, que parmi ceux qu'a engendrés l'inceste?

Quant à la disproportion d'âge qui existe nécessairement chez les individus entre lesquels l'inceste a été consommé, c'est évidemment un élément dont il faut tenir compte ; mais ceux qui feraient l'objection reconnaîtront avec moi la fréquence avec laquelle, aujourd'hui surtout, on rencontre cette différence d'âge entre les conjoints, sans qu'elle entraîne les infirmités dont on rend la consanguinité responsable.

Quand M. Rodet, dans l'explication qu'il cherche à donner aux faits de mariages consanguins qu'il a relevés, s'applique à dégager la responsabilité de la consanguinité, il cite entre autres faits où on serait tenté de l'accuser, deux cas « dans lesquels, dit-il, la rumeur publique considère, à tort ou à raison, les infirmités relevés chez les enfants, non-seulement *comme le résultat de la consanguinité, mais comme le fruit d'un double inceste.* » N'est-ce pas là un aveu que M. Rodet laisse échapper à son insu ? Car — et ce dilemne sera mon dernier mot — ou vous admettez que l'inceste pratiqué par des individus bien constitués, exempts d'infirmités, doit le plus souvent produire des enfants défectueux, ou vous ne l'admettez pas ; si vous ne l'admettez pas, vous êtes en contradiction formelle avec l'opinion générale, avec les observations de Monsieur Legrand du Saulle, qui tirent une grande valeur de la position favorable où il est placé pour observer, et de son expérience, avec les statistiques de Boudin, avec tous ceux enfin qui, reconnaissant le fait, lui trouvent ailleurs une explication, telles que les habitudes de débauche, la disproportion d'âge des reproducteurs, etc ; si vous l'admettez vous êtes cette fois en contradiction avec vous-même, car entre l'inceste et le mariage entre consanguins, il n'y a qu'une question de plus ou de moins et je ne crois pas que personne ait jamais songé à mettre ce fait en doute.

CHAPITRE VII

INTERPRÉTATIONS DIFFÉRENTES QU'ON A DONNÉES AUX FAITS DE CONSANGUINITÉ.

Les mariages consanguins sont ou utiles, ou n'ont aucune influence particulière, ou sont nuisibles.

Comme nous l'avons vu, la première doctrine ne compte que de très-rares défenseurs. Les uns se basant sur quelques résultats favorables obtenus chez les animaux, en concluent que la consanguinité a, la plupart du temps, des résultats favorables dans l'espèce humaine : ce sont les zootechniciens : d'autres, et de ce nombre M. Anderson Smith, cherchent à établir que l'influence de la génération, considérée comme cause de dégénérescence, se fait surtout sentir dans les mariages croisés, ce qui revient à dire que ceux-ci devraient toujours tendre à avoir des résultats fâcheux, et les alliances entre parents, des résultats favorables : ce sont les consanguinistes absolus. Nous avons déjà vu ce qu'il fallait penser des deux premières de ces opinions : la troisième s'écarte tellement de ce que tout le monde est à même de constater, que nous ne nous y arrêterons même pas.

Les mariages consanguins sont-ils nuisibles ? A cette question, l'immense majorité des savants répond affirmativement. Un seul point reste en litige : c'est, une fois le fait admis, de lui donner une explication : or, ici nous nous trouvons en présence de trois opinions.

Dans un premier groupe nous voyons ceux qui ne reconnaissent à la consanguinité aucune action propre, mais qui, s'appuyant sur les lois ordinaires de l'hérédité, redoutent les suites fâcheuses des transmissions héréditaires de mauvaise nature ; s'ils rejettent les mariages consanguins entre sujets dont la santé laisse à désirer, ils admettent en revanche que, quand la santé est bonne, les alliances entre parents doivent être recherchées : tels sont les deux cas qu'on a voulu distinguer et qu'on a désignés sous les noms de *consanguinité saine* et *consanguinité morbide*. Pour eux, la consanguinité ne fait qu'exalter l'hérédité dont elle double la puissance.

Le deuxième groupe est constitué par ceux qui, refusant également toute influence à la consanguinité *ipso facto*, craignent des résultats fâcheux dans les alliances consanguines au point de vue non-seulement des transmissions héréditaires *de mauvaise nature*, mais aussi des transmissions *de bonne nature*, l'exagération d'une même qualité existant chez les deux géniteurs pouvant engendrer un défaut.

Il y a ceux enfin qui pensent que la *consanguinité brute* peut engendrer par elle-même des sujets à constitution physique et morale imparfaite, sans le concours de l'hérédité ; c'est à cette dernière doctrine que je me range sans hésitation, et je vais, en quelques mots, exposer les raisons qui me guident dans cette interprétation.

Je laisse de côté les vues que M. Hervier est venu exposer devant le congrès médical de Lyon, en vertu desquelles les inconvénients, relevés à la charge de la consanguinité, seraient tout simplement dus au manque de rapports harmoniques entre les constitutions, les tempéraments, les âges, le développement physique, intellectuel et moral entre les conjoints, et spécialement à une sorte de supériorité de la femme sur l'homme, que M. Hervier appelle la *domination constitutionnelle de la femme*, et qui ne répond plus au rôle subalterne que la nature lui a attribué. S'il est une théorie à laquelle puisse s'appliquer le reproche qu'on a adressé aux anti-consanguinistes de s'abandonner à des vues plus spéculatives que pratiques, c'est assurément la théorie de M. Hervier, et je n'en veux d'autres preuves que l'application qu'il a cru pouvoir en faire à la possibilité de prévoir le sexe d'un enfant conçu dans ces conditions particulières.

Il est une infirmité qui, de l'aveu de tous, se montre infiniment plus souvent que toutes les autres à la suite des alliances consanguines, c'est la surdi-mutité. Or il n'est peut-être pas d'infirmités qui soit plus rarement héréditaire que celle-ci : c'est ce qui ressort clairement d'une foule d'observations, où on a vu des sourds-muets procréer des enfants qui entendent et parlent. Aussi Ménière, frappé de ce fait, s'exprime-t-il ainsi : « On ne peut dire aujourd'hui que tous les enfants sourds-muets doivent le jour à des parents entendants et parlants. Il n'y a pas longtemps que l'on a recueilli les premiers faits en contradiction avec ce principe, et l'on a pu constater un certain nombre de fois l'hérédité directe de la surdi-mutité. On doit dire cependant que ces faits constituent une *rare exception*, et qu'habituellement, dans *l'immense majorité des cas, les sourds-muets mariés à des sourdes-muettes ont des enfants qui entendent et parlent*. Celà est vrai à plus forte raison, quand le mariage est mixte ; c'est-à-dire quand un des époux seul est sourd-muet. »

Les observations d'Adams sont conformes à l'opinion que nous venons de reproduire.

Les mariages consanguins protestent donc de la manière la plus flagrante contre les lois mêmes de l'hérédité : « Comment ! s'écrie M. Boudin, voilà des parents consanguins, pleins de force et de santé, exempts de toute infirmité appréciable, incapables de donner à leurs enfants la santé qu'ils ont, et leur donnant au contraire ce qu'ils n'ont pas, ce qu'ils n'ont jamais eu, et c'est en présence de tels faits qu'on ose prononcer les mots d'hérédité morbide ! »

D'où vient donc cette infirmité qui, la plupart du temps, ne peut s'expliquer par l'hérédité, et qu'on rencontre si souvent chez les enfants de consanguins, si ce n'est de la consanguinité ? Et s'il est prouvé, pour une des infirmités qui se voient souvent à la suite des mariages consanguins, qu'elle n'est pas due à l'hérédité mais à la consanguinité, pourquoi ne pas admettre la même origine pour toutes celles qui se présentent dans les mêmes conditions ?

Je sais bien que certains consanguinistes se chargeront toujours, en fouillant les antécédents, de trouver quelque vice originel, si mince qu'il soit, de découvrir chez l'un des géniteurs, quelque côté défectueux, pouvant, en vertu de l'hérédité directe ou de l'hérédité transformée, fournir l'explication cherchée ; mais ce n'est pas parce qu'on sera parvenu, à force de recherches, à découvrir une imperfection physique ou morale chez un des ascendants, qu'on sera pour cela autorisé à lui attribuer la naissance de sourds-muets dans une famille où il n'y en a jamais eu, alors surtout qu'un sourd-muet lui-même ne passe que rarement son infirmité à ses enfants. Je ne demande pas mieux qu'on s'entoure de toutes les précautions possibles pour ne pas attribuer à la consanguinité des phénomènes morbides pouvant être du ressort de l'hérédité ou d'autres circonstances étiologiques, si accessoires qu'elles soient ; qu'on interroge le rapport des âges, le tempérament, les idiosyncrasies des ascendants, qu'on scrute les moindres particularités relatives à l'hygiène, à leurs mœurs, à leur état de santé ; mais je demande aussi qu'on ne tombe pas dans les subtilités ; qu'on n'attribue point à telle ou telle condition physique, morale ou intellectuelle des parents, qui, en toute autre circonstance, passerait inaperçue, une puissance imaginaire et qu'elle ne saurait avoir pour expliquer une infirmité. Que si on nous amène un idiot ou un sourd-muet de naissance dont les parents consanguins sont d'ailleurs d'une intelligence et d'une conformation physique irréprochables, on n'aille pas se perdre dans un dédale d'hypothèses plus ou moins vraisemblables, et chercher partout une explication excepté là où elle doit se trouver.

La consanguinité morbide seule, dites-vous, peut entraîner des résultats fâcheux, mais la consanguinité saine n'est jamais nuisible. Qu'appelez-vous consanguinité morbide ? Si vous prétendez que la consanguinité est funeste quand les parents portent en eux quelque tare de nature héréditaire, il est clair que les descendants pourront en recevoir quelque dommage ; mais de cette façon il n'est plus possible, dans la solution de ce problème scientifique, de dégager ce qui appartient en propre à la consanguinité de ce qui peut tenir à l'hérédité ; ce n'est qu'une superfétation de mots qui ne peut qu'embrouiller la question.

Pour moi donc, ce que vous appelez la *consanguinité saine*, et ce qu'on doit appeler la *consanguinité*, constitue une entité étiologique à part ; elle crée une aptitude morbide spéciale, en vertu de laquelle les produits du mariage pourront être altérés, quand même les parents seraient sains et vigoureux. La consanguinité et l'hérédité sont deux circonstances étiologiques parallèles, pouvant se superposer dans la même famille pour concourir aux mêmes conséquences morbides, mais aussi pouvant exister, l'un sans le secours de l'autre.

CHAPITRE VIII.

CONCLUSIONS

Au point de vue pratique, les médecins ne sont plus divisés qu'en deux opinions : les uns blâment d'une façon générale les mariages consanguins ; les autres les approuvent, soit qu'ils les jugent utiles, soit qu'ils ne découvrent en eux aucune influence spéciale. Si peu nombreux que soient ces derniers, je pense qu'on ne saurait trop combattre leur doctrine : aussi ai-je voulu apporter ma pierre à l'édifice et m'opposer pour ma part à la tendance qu'on aurait de réhabiliter les alliances consanguines. L'une des deux doctrines doit nécessairement être erronée : or l'erreur est ici un péril, elle peut faire des victimes ; on ne saurait donc opposer l'indifférence à des intérêts sociaux aussi graves ; tout au plus pourrait-on objecter à ceux qui s'élèvent contre la consanguinité, qu'ils s'attachent à une œuvre qui peut être inutile, tandis qu'on pourra toujours reprocher à ceux qui la préconisent de s'exposer à faire une œuvre mauvaise.

Peu importe donc au point de vue pratique que l'influence fâcheuse qu'on reconnaît aux alliances entre proches parents soit le résultat d'effets appartenant d'une manière intrinsèque à la consanguinité, ou qu'elle découle des dispositions maladives pouvant être accrues par le rapprochement de deux individus de la même souche : si les résultats sont désastreux, ni l'une ni l'autre de ces deux théories ne les changeront, et la conclusion reste la même.

Le fait des dangers de la consanguinité étant admis, les

uns ont réclamé l'intervention du législateur, dans le but
d'interdire formellement les mariages entre consanguins ; la
plupart se montrent hostiles à cette mesure. Je dirai de suite
ce que j'en pense.

La logique voudrait qu'en présence d'un mal dont l'existence n'est mise en doute par personne, on s'adressât au
seul moyen qui pût y apporter remède efficacement, c'est-
à-dire aux prohibitions législatives. Du moment qu'une chose
est jugée positivement nuisible, il n'y a aucune raison pour
s'opposer à ce que la loi, qui n'a d'autre but que de permettre
ce qui est bien et de défendre ce qui est mauvais, ne vienne
ici jouer son rôle. Mais la plupart de ceux qui se sont occupé
de cette question, ceux mêmes qui sont les plus convaincus
de la réalité et de l'étendue du mal, ont rejeté les prohibitions
égislatives, en invoquant l'atteinte qu'elles porteraient à la
liberté individuelle. Je ne comprendrais pas que, parce que
certains partisans de la consanguinité proclament la liberté
comme leur suprême loi, et déclarent qu'ils veulent rester
libres, quoi qu'il arrive, d'épouser leur cousine ou leur nièce,
je ne comprendrais pas, dis-je, que pour cela, on méconnût
un intérêt aussi général. La liberté individuelle est une chose
très-respectable ; mais, ici comme d'ailleurs, elle est primée
par la sécurité sociale. N'a-t-on pas vu des théologiens,
d'ailleurs fort estimables, condamner ouvertement l'entre-
prise de l'abbé de l'Epée ? Quel homme plus que lui, a pourtant mérité la reconnaissance de l'humanité, en contribuant
à tirer le sourd-muet de la dégradation morale à laquelle le
condamnait son infirmité ?

Si, objecte-t-on encore, l'idée de la prohibition des mariages
consanguins, préconisée par MM. Devay, Chazarair, Boudin,
Chipault, etc., devait prévaloir, il faudrait appliquer le même
principe à toutes les maladies héréditaires en général,
telles que la phthisie, le cancer, l'épilepsie, la folie. Mais on

oublie qu'il existe entre ces deux cas une différence radicale.

Quand, en effet, vous défendez à un individu de contracter mariage avec sa sœur, vous ne prétendez pas, j'imagine, lui enlever sa liberté individuelle : veus ne la lui enlèverez pas plus, quand, obéissant non plus à une nécessité de haute morale, mais à un principe d'hygiène sociale, vous lui défendrez de s'allier à sa cousine. Dans ce cas, vous laissez à cet individu l'immense ressource de chercher une femme partout ailleurs que dans sa famille, tandis que, si vous interdisez le mariage à un phthisique, c'est alors qu'on pourra vous reprocher d'empiéter sur le domaine de sa liberté d'action. Dans le premier cas, c'est une mesure générale contre laquelle personne ne sera en droit de s'insurger ; dans le second ce n'est plus que l'arbitraire ; car, si vous savez pertinemment que tel individu est parent avec tel autre à tel degré, on pourra toujours vous objecter que celui que vous déclarez phthisique ne l'est pas : or l'arbitraire, c'est la négation de la loi. Pour moi cette comparaison ne soutient pas l'examen. J'ajoute que vous pourrez toujours faire remarquer à un individu, sur le point d'épouser sa cousine, les dangers qu'il fera courir ainsi à ses descendants, sans blesser aucun de ses sentiments ; tandis que vous ne consentirez jamais à porter atteinte au moral de votre malade en lui déclarant que sa maladie, par son incurabilité, pourra se transmettre à ses enfants.

J'admets donc en principe que les prohibitions législatives seraient essentiellement utiles et rationnelles ; mais en raison de l'absence de toute base officille pouvant confirmer l'opinion généralement accréditée, je pense qu'il serait prématuré de les édicter immédiatement, et qu'avant tout on doit fournir à la vérité les moyens de sortie triomphante de la discussion.

Le seul vœu donc que j'émettrai ici, c'est que, bien que la statistique idéale soit impossible, on emploie sur une grande échelle cette méthode qui, avec le secours intelligent de l'Etat peut donner des résultats au moins approximatifs; c'est que comme le veut M. De Ranse, mention spéciale et rigoureuse soit faite sur tous les registres de l'état civil de l'existence ou de l'absence de parenté entre les époux avec indication du degré de parenté, si elle existe; c'est que, dans les conseils de révision, qui, tout en ne soumettant à la statistique que les indivdus du sexe masculin, peuvent donner des résultats importants, dans les hospices, ou établissements d'instruction consacrés aux enfants malades ou infirmes, scrofuleux, sourds-muets, aveugles, idiots, etc, on note, pour chaque cas spécial, si le jeune homme que l'on exempte, ou l'enfant que l'on traite est ou non le produit d'un mariage consanguin. Et si tous ces renseignements viennent confirmer les faits particuliers qu'on a accumulés contre la consanguinité, alors, mais alors seulement commencera le rôle du législateur.

Mais jusqu'au jour où la loi s'opposera formellement aux mariages consanguins, c'est aux médecins, conseillers intimes des familles, que sera dévolu le rôle de les détourner de ces alliances; ils devront se coaliser pour leur faire le tableau saisissant des effets funestes qu'elles peuvent entraîner et tout mettre en œuvre pour leur faire partager leurs craintes.

On a comparé ironiquement la consanguinité à une boîte de Pandore d'où peuvent sortir de toutes pièces des maux sans nombre : pour moi, il restera du moins au fond une espérance, celle que tous les gens soucieux des véritables intérêts de la famille et de la société s'opposeront toujours et de tous leurs efforts aux alliances consanguines.

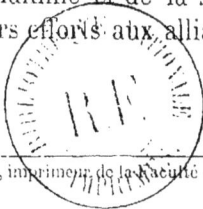

Parent, imprimeur de la Faculté de Médecine, rue M' le-Prince. 31